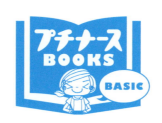

プチナース BOOKS BASIC

楽しく学ぶ!
看護につながる解剖生理
【改訂版】

著 小寺豊彦

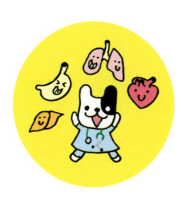

照林社

はじめに

　人間は、生きていくためにさまざまな行動をとります。看護だけではありませんが、看護師とほかの医療関係以外の職業に就いている人との「生活を見る視点」の違いは、看護師の場合、その人の生活行動をさらに細かく分けて見ている、ということだと考えます。例えば、「トイレに行く」という行動ができなければ、その行動を「起き上がる」「靴を履く」「移動する」「ズボンと下着を下ろす」「便座に移乗する」とおおまかに分けて、どこに問題があるのかを分析し、援助の必要性を判断します。

　もともと、解剖生理学は医学的な色あいが濃いものでした。それを生活の視点で捉え直し、看護的な色あいが濃い解剖生理学を平易に解説したいと思い、今回、看護的な視点でまとめました。とかく難しくなりがちな教科ですが、雑学的な知識も混ぜつつ、楽しく読んでほしいと思います。

　解剖生理学を習うのは、入学したてのころですが、実際に使う必要性に迫られるのは、実習が始まるころからです。また、国家試験の受験生から「こんなことだったら、（解剖生理学を）もっと勉強しておくんだった」という言葉をよく聞きます。「使わぬ刃は錆びるもの」です。解剖生理学で得た知識が日常生活上で活用できれば、その知識はあなたにとって「当たり前」になります。また、使う機会が多いので、理解すればするだけ、おもしろくなる分野だと思います。

　さらに今回は、楽しく学んだ知識が国家試験にも活かせるように、過去の国家試験問題もたくさん用意しています。国家試験では、大切なところを何度もきいてきますので、過去問題を通して、大切な知識はどれかを確認しておくといいと思います。

　解剖生理学は日進月歩の学問であり、私が学生だったころに比べると内容がより広く、より深くなっているように感じます。学問の進歩に遅れをとらないように十分努力したつもりですが、不備な点があればご指摘をいただきたくお願いいたします。

　本書が、多くの看護学生の手にとられ、解剖生理学的視点をもって日常生活を過ごすことができるようになり、さらにそれを患者さんの看護に活かしていただければ、これ以上うれしいことはありません。

　最後に、改訂に際し、ご尽力くださいました森山編集長はじめプチナース編集部の皆様、親しみやすいイラストを描いてくださいましたIgloo*dining*さんにこの場をかりて深く感謝します。

2016年4月

小寺豊彦

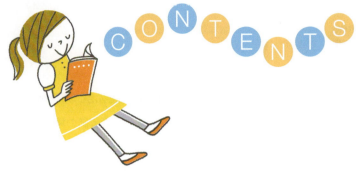

CONTENTS

1 呼吸器の解剖生理
息をする —呼吸のしくみ—
- まずはポイントをつかもう！ 呼吸器の解剖生理……2
- 看護ケアにつながる！ 機能からみる解剖生理　息をする—呼吸のしくみ—……6
- テスト&国試対策　呼吸器の国試過去問……15

2 循環器の解剖生理
生きる —生命維持の原動力—
- まずはポイントをつかもう！ 循環器の解剖生理……20
- 看護ケアにつながる！ 機能からみる解剖生理　生きる—生命維持の原動力：循環のしくみ—……26
- テスト&国試対策　循環器の国試過去問……34

3 消化器の解剖生理
食べる —食行動と消化・吸収—
- まずはポイントをつかもう！ 消化器の解剖生理……38
- 看護ケアにつながる！ 機能からみる解剖生理　食べる—食行動と消化・吸収—……43
- テスト&国試対策　消化器の国試過去問……52

4 腎泌尿器、代謝系の解剖生理
出す —排泄行動—
- まずはポイントをつかもう！ 腎泌尿器、代謝系の解剖生理……56
- 看護ケアにつながる！ 機能からみる解剖生理　出す—排泄行動—……60
- テスト&国試対策　腎泌尿器、代謝系の国試過去問……67

5 運動器の解剖生理
動く —運動のしくみ—

- まずはポイントをつかもう！ 運動器の解剖生理 ……… 70
- 看護ケアにつながる！ 機能からみる解剖生理 動く—運動のしくみ— ……… 74
- テスト&国試対策 運動器の国試過去問 ……… 79

6 神経系、感覚器の解剖生理
お風呂に入る —清潔行動—
眠る —身体のリズム—
見る・聞く・におう・味わう・痛む —感覚のしくみ—

- まずはポイントをつかもう！ 神経系、感覚器の解剖生理 ……… 82
- 看護ケアにつながる！ 機能からみる解剖生理 お風呂に入る—清潔行動— ……… 94
  眠る—身体のリズム— ……… 99
  見る・聞く・におう・味わう・痛む—感覚のしくみ— ……… 105
- テスト&国試対策 神経系、感覚器の国試過去問 ……… 113

7 生殖器の解剖生理
生み育てる —種族の維持—

- まずはポイントをつかもう！ 生殖器の解剖生理 ……… 118
- 看護ケアにつながる！ 機能からみる解剖生理 生み育てる—種族の維持— ……… 123
- テスト&国試対策 生殖器の国試過去問 ……… 129

楽しく学ぶ！ 解剖生理 column
- お腹を使って歌う？ ……… 11
- 全身の血管の長さと血液の流れるスピードって、どれくらいなの？ ……… 31
- 僧帽 ……… 49
- (番外編) ちょっと耳より!? 解剖学の勉強が楽しくなるためのコツ！ ……… 54
- クエン酸回路？ TCAサイクル？ ……… 62
- 鼠径？ ネズミのみち？ ……… 75
- 人がまっすぐ立って歩けるのは？ ……… 76
- お風呂とおしっこ ……… 98
- 一晩寝るとスッキリするのは、なぜ？ ……… 102
- 鳥目は本当に鳥目？ ……… 106
- 犬の嗅覚は人間の百万倍 ……… 110
- やれ打つな、ハエが手をすり足をする ……… 112
- フェロモン効果で性周期が同調？ ドミトリーエフェクトって何？ ……… 125

索引 ……… 131

装丁
ビーワークス
本文デザイン・DTP制作
林 慎悟（D.tribe）
表紙イラスト
ウマカケバクミコ
本文イラスト
Igloo*dining*、坂木浩子、日の友太
メディカルイラスト
村上寛人、今崎和広

本書の特徴

❶看護の視点で学べる！

本書では、もともと、医学的な色あいが濃い解剖生理学を「息をする」「生きる」「食べる」「出す」「動く」「お風呂に入る」「眠る」「見る・聞く・におう・味わう・痛む」「生み育てる」という生活の視点で捉え直し、看護的な色あいが濃い解剖生理学として、やさしく解説しました。

❷ビジュアルでわかりやすく！ テスト＆国試対策にも

イラストを用いて看護の視点で機能別に解剖生理をわかりやすく解説しています。もちろん、その前提となる解剖生理のポイント（基本的知識）や国試対策も充実しています。とかく難しくなりがちな教科ですが、楽しく読んで学べる1冊です。

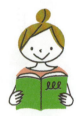

本書の構成

本書は、各章とも「まずはポイントをつかもう！」「看護ケアにつながる！ 機能からみる解剖生理」「テスト＆国試対策」の3部構成となっています。

1 まずはポイントをつかもう！

正確なメディカルイラストを用いて、解剖生理学のポイントをビジュアルで理解できます。本文や国試過去問でわからない箇所が出てきたときも、ここで確認しましょう！

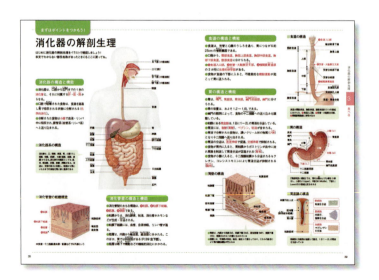

2 看護ケアにつながる！ 機能からみる解剖生理

日常生活の行動を看護的な視点で分解し、解剖生理学をかわいいイラストといっしょにやさしく、楽しく解説。看護的に重要なところにはマーカーをしてあります。もちろん、国試対策のポイントやネタも盛り込まれています！

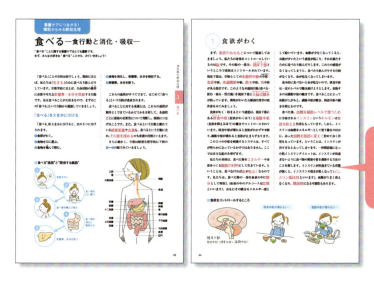

マーカー部はとくに看護的に重要なところです

3 テスト＆国試対策

各章の巻末に用意した関連の国試過去問集。本文を読んだら過去問にチャレンジ！わからなかった問題があれば、「まずはポイントをつかもう！」「看護ケアにつながる！機能からみる解剖生理」に戻って、確認しましょう！

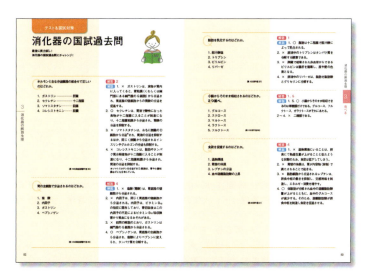

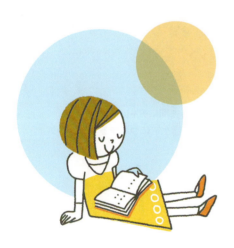

参考文献

1. 山内豊明：フィジカルアセスメント ガイドブック 目と手と耳でここまでわかる 第2版．医学書院，東京，2011．
2. 看護国試専門予備校さわ研究所講師陣：ゼッタイ聞きたい さわ先生の人気講座 解剖と疾患と看護がつながる！第2版．医歯薬出版，東京，2015．
3. 林正健二 編：ナーシング・グラフィカ 人体の構造と機能① 解剖生理学 第4版．メディカ出版，大阪，2016．
4. 坂井建雄，岡田隆夫：系統看護学講座 専門基礎分野 人体の構造と機能［1］解剖生理学 第9版．医学書院，東京，2014．
5. 菱沼典子：看護形態機能学 生活行動からみるからだ 第3版．日本看護協会出版会，東京，2011．
6. 増田敦子 監修：解剖生理をおもしろく学ぶ 新訂版．サイオ出版，東京，2015．
7. 深井喜代子：Q&Aでよくわかる！ 看護技術の根拠本．メヂカルフレンド社，東京，2004．
8. Martini FH, Mekinley MP, Timmons MJ 著，井上貴央 監訳：カラー人体解剖学 構造と機能：ミクロからマクロまで．西村書店，新潟，2003．

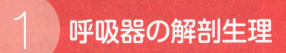

1 呼吸器の解剖生理

息をする

呼吸のしくみ

私たちは息をしています。
それは、食べ物などから取り込んだ
栄養素を燃やして、
生きていくためのエネルギーを
生み出すためです。
ここでは、体内のエネルギー生産活動
「息をする」について、
呼吸器のしくみと働きとともに
お話しします。

CONTENTS

まずはポイントをつかもう！

呼吸器の解剖生理 …………… 2

看護ケアにつながる！ 機能からみる解剖生理

息をする─呼吸のしくみ─ …………… 6

テスト＆国試対策

呼吸器の国試過去問 …………… 15

> まずはポイントをつかもう！

呼吸器の解剖生理

はじめに呼吸器の解剖生理をイラストで確認しましょう！
本文でわからない部位名称があったときにもここに戻ってね。

呼吸器の構造と機能（全体像）

■呼吸器の構造

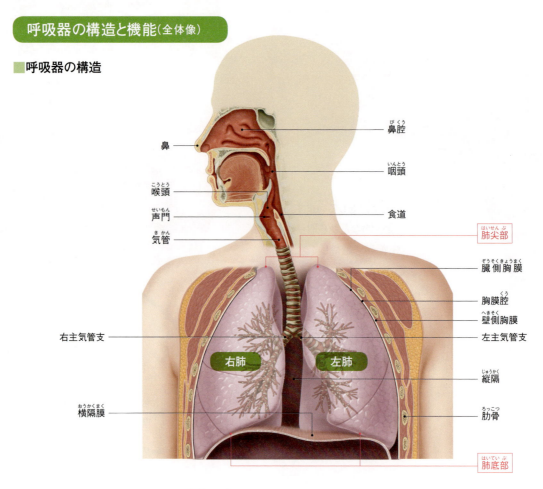

●呼吸にかかわる器官には、鼻、鼻腔、咽頭、喉頭、気管・気管支、肺がある。
●肺は、横隔膜上を肺底部、上部を肺尖部といい、主気管支・肺動脈・肺静脈などが出入りする部分を肺門部という。
●呼吸器は、体内に酸素を取り込み、二酸化炭素を排出する。

■胸腔内の各器官の構造

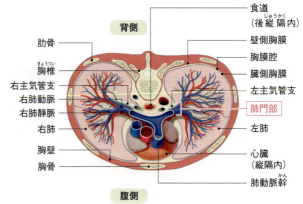

■気道の加温作用（鼻甲介中を通る気流）

鼻甲介によって鼻腔内の表面積を広くし、吸い込んだ空気を体温近くまで温めている

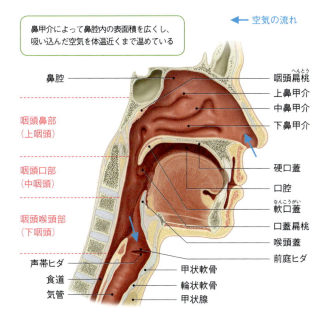

上気道の構造と機能

- 気道系は、鼻腔、咽頭、喉頭、気管、主気管支、葉気管支、区域気管支、細気管支、終末細気管支からなる。
- 鼻腔から喉頭までを上気道という。
- 鼻腔は、骨および軟骨からなる鼻中隔で左右に隔てられている。
- 鼻腔の機能は、吸気の加温・加湿、異物粒子除去および嗅覚である。
- 鼻甲介にはひだが存在し、吸い込んだ空気を保温し、湿気を与えて肺へ送る。
- 喉頭は下咽頭の前、気管の上に存在する気道の一部である。
- 咽頭鼻部は気道の一部としての機能を有し、咽頭口部・咽頭喉頭部は、気道および食物の通路としての機能を有する。

気管、気管支（下気道）の構造と機能

- 気管から末梢部を下気道という。
- 気管は直径約20〜25mm、約10cm長の管で、第4〜5胸椎の高さで左右の主気管支に分かれる。右主気管支は左主気管支に比べ、短く、太く、垂直に走行する。傾斜も急である。
- 主気管支は、肺門に入ると右3本、左2本の葉気管支に分かれる。その後は、分岐を重ねて終末細気管支、呼吸細気管支、肺胞管、肺胞嚢、肺胞に移行する。
- 気管内腔の外側を、気管軟骨がU字型（前壁から側壁にかけて囲う）に取り巻き、吸気時の陰圧で管がつぶれないように保っている。後壁には気管軟骨はなく、気管平滑筋がU字型（馬蹄型）をした気管軟骨（軟骨輪）を連結するように横走している。
- 気管支は気管と類似した構造で、軟骨部では内腔面から上皮、粘膜固有層、軟骨、外膜となる。細気管支から先は軟骨をもたない構造となり、肺の柔軟性を保っている。
- 吸い込まれた空気は、気道系（鼻腔から終末細気管支）を通って、肺胞の存在するガス交換系へ到達し、肺胞壁内の毛細血管との間でガス交換を行う。
- 気管・気管支内腔は粘液によって潤され、線毛の咽頭方向への動きによって気道内の抗原体や異物を除去する。

■気道の分岐と名称

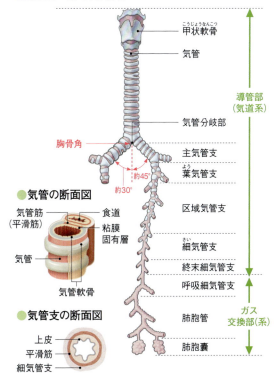

■気道の浄化作用と感染防御機構

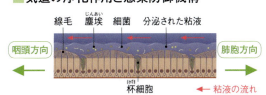

肺の構造と機能

- 肺は、左右一対の半円錐形の臓器で、胸郭（胸椎・肋骨・胸骨が連結して形成する籠状の骨格で、胸郭の内腔を胸腔という）の中に収まっている。
- 肺は、右肺のほうが大きく、上葉・中葉・下葉の3葉で、左肺は上葉・下葉の2葉で構成されている。
- 肺葉はさらに、右肺は10、左肺は8～9の肺区域に分かれる。
- 成人男子における肺の容積は、右肺が約1,000mL、左肺が約900mLである。
- 肺の表面は、壁側と臓側の2つの胸膜におおわれており、その間を胸膜腔という。
- 胸膜腔内には少量の胸水が存在し、呼吸運動に伴う肺の伸縮時における摩擦を軽減する潤滑油の働きをする。

■ 肺の外側面

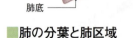
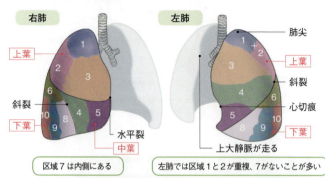

■ 肺胞の構造

（肺動脈（静脈血）の細枝、肺静脈（動脈血）の細枝、呼吸細気管支、肺胞、肺胞毛細血管）

■ 呼吸筋群

吸気筋：胸鎖乳突筋、僧帽筋、斜角筋、外肋間筋、横隔膜
呼気筋：腹直筋、外腹斜筋、内腹斜筋、腹横筋

矢印の方向に筋が収縮して、胸腔内の容積を変化させる

肺胞の構造と機能

- 肺胞の壁は、肺胞管・肺胞嚢の壁により構成されている（肺胞総数：約3～5億個）。
- 肺胞の内面をサーファクタント（肺表面活性物質［おもにリン脂質］）がおおい、表面張力を低下させ肺胞がつぶれないようにしている。
- 肺胞では、血液とのガス交換（酸素を血中に取り込み、二酸化炭素を肺胞に排出）が行われる。

呼吸運動

- 呼吸運動には、胸郭を構成する骨の弾性、呼吸筋群の収縮・弛緩、胸膜の伸縮、胸腔内圧、肺の弾性などが関与する。
- 吸気時には、外肋間筋の収縮による肋骨・胸骨の挙上と、横隔膜の収縮（下降）により、胸郭が拡張する。すると、胸腔内圧が低下し肺が拡張することで、気道内圧も低下し、肺に外気が流入する。
- 呼気時には、外肋間筋の弛緩・内肋間筋の収縮による肋骨・胸骨の引き下げ、横隔膜の弛緩（挙上）により、胸郭が縮小する。そこに肺の弾性収縮力も加わり、肺が収縮して気道内圧が上昇し、呼気が生じる。

■呼吸運動のイメージ：胸郭・横隔膜と肋間筋の動き

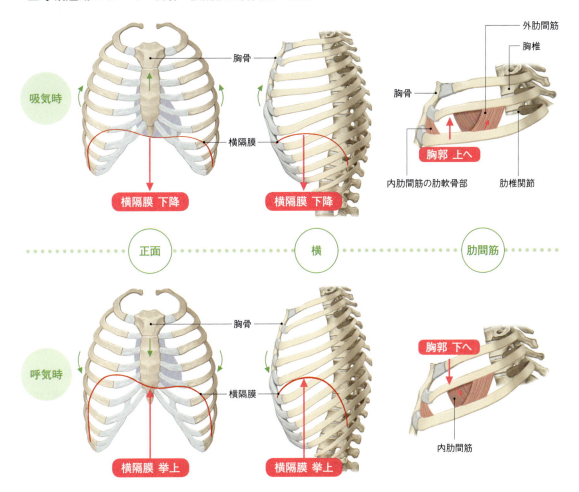

ガス交換

●呼吸により、空気中から酸素を体内に取り込み、二酸化炭素（炭酸ガス）を体外に排出する酸素と二酸化炭素の出入りを、ガス交換という。

●肺胞と血液との間のガス交換は、分圧の高いほうから低いほうに向かって行われる。これを拡散現象（ガス分圧拡散）という。

●肺動脈により肺に運ばれた静脈血は、肺胞と肺胞壁毛細血管でのガス交換によって動脈血となり、肺静脈に至る。

●肺胞中の酸素分圧は100mmHg（Torr）と動脈血や他組織よりも高く、二酸化炭素分圧は40mmHg（Torr）と低いため、肺胞内の酸素は毛細血管に入り、逆に毛細血管内の二酸化炭素は肺胞内に移動する（拡散される）。

■ガス交換のしくみ

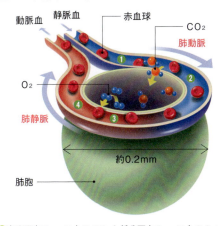

❶高分圧（46mmHg）のCO_2と低分圧（40mmHg）のO_2を含む肺動脈の血液（静脈血）
❷高分圧のCO_2が低分圧（40mmHg）の肺胞内に拡散する
❸肺胞内は、O_2が高分圧（100mmHg）なので低分圧の血液の中に拡散する
❹O_2を多く含んだ（95mmHg）肺静脈の血液（動脈血）が体の各組織へ流れる

看護ケアにつながる！
機能からみる解剖生理

息をする—呼吸のしくみ—

私たちが生きるためにしている"息をする"ということ。
いったいどこで、どんなしくみで行われているのでしょうか。

　呼吸は何のためにしていますか？　空気中にある酸素を取り込んで、身体から出てきた二酸化炭素を空気中に出すためにしています。この活動が身体のさまざまな働きにつながりますので、もう少し詳しく説明します。

　私たちは、生きるためにたくさんのエネルギーを必要とします。このエネルギーは、細胞の中にあるミトコンドリアという器官でつくられています。エネルギーを生み出すには、このミトコンドリアでブドウ糖を燃やせばいいのです。車(細胞)のエンジン(ミトコンドリア)でガソリン(ブドウ糖)を燃やして駆動力を得るのと同じ理屈です。

　ここで、小学校の理科で習った知識を使います。物が燃えるために必要な物は何でしたか？　酸素でしたね。私たちの身体が酸素を必要とするのは、ブドウ糖をミトコンドリアで燃やすためです。

　ガソリンは燃やせば排気ガスが出ます。ブドウ糖も同じように、燃やせば排気ガスとして水と二酸化炭素が出るのです。排気ガスが体内にあると身体に悪そうですよね。実際に、二酸化炭素は酸性物質なので、体内にたくさんあれば身体が酸性になって、命が危なくなります(後ほど詳しく触れます)。ですから、吐く息に混ぜて捨てているのです。

気体の身体への出し入れ

　どうやって酸素を取り込んで二酸化炭素を出しているか(ガス交換)、お話ししましょう。気体は濃いほうから薄いほうに移動する性質があります。この性質を拡散といいます。拡散は気体の種類によってその速さが違い、拡散が速いことを「拡散能が高い」といいます。この拡散の性質を生かして、ガス交換を行っています。ついでに、外呼吸と内呼吸も図を使っていっしょに覚えておきましょう(下図)。

　酸素と二酸化炭素、どっちが血液に溶けやすい(拡散能が高い)ですか？　コーラなどの炭酸飲料を思い出せば正解がわかります。拡散能が高いのは、圧倒的に二酸化炭素のほうです。酸素は拡散能があまり高くはないので、具合が悪くなるとあっという間に体内の酸素量は減ってしまいます。そのため、病院では酸素吸入をしている人をよく見るのです。

■外呼吸と内呼吸

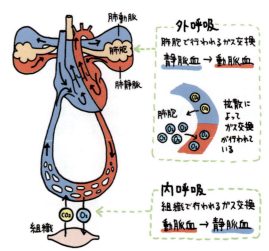

① 気道 ―空気の通る道―

空気の通る道だから「気道」といいます。のどは咽喉部とよばれ、飲食物が通る食道の上の部分（頭の部分）は「咽頭」（飲食物が通るから咽頭と覚えます）※、空気が通る気道の上の部分（頭の部分）は「喉頭」とよばれています。気道は2つに分けることができます。鼻から喉頭までを「上気道」、気管から下を「下気道」といいます。

咽頭と喉頭では、空気の通る喉頭のほうが身体の前のほうにあります。ですから、何らかの理由で気道を確保するために気管切開をする場合は、のどを切開するだけでいいのです。食道は気道の後ろ側にあります。位置関係をしっかり覚えましょう。

気道がつぶれてしまうと、呼吸ができなくなって命が危なくなります。というわけで、気道にはつぶれないようなしくみが備わっています。気管軟骨という軟骨が、気道を囲むように守っているのです。

気道の後ろ側は食道に接しているので、軟骨があると食べ物が飲み込みにくくなってしまいます。そのため、気管軟骨はU字型に後壁以外をおおっているのです。

気管の構造

気管・気管支は基本的に3層構造です。外側から外膜、筋層、粘膜に分かれています。筋層は平滑筋という種類の筋肉でできています。

横紋筋という種類の筋肉には、運動神経がつながっているので自分で意識して動かすことができますが、平滑筋には自律神経がつながっているので、自分で意識して動かすのではなく、生きるために自動で動かしています。

自律神経は、戦うときに使う交感神経と、休むときに使う副交感神経に分かれます。戦うときには酸素がたくさん必要なので、平滑筋は弛緩して気道は拡張します。反対に、休むときには酸素はそれほど必要ではないので、平滑筋は収縮して気道は狭くなります。このときに使っている気道につながる副交感神経系の名前は迷走神経といいます。ついでにちょっと記憶にとどめておいてください。

■空気の通り道

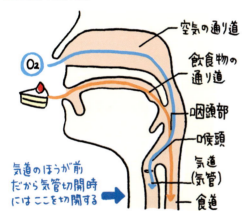

※正確には、咽頭は喉頭と食道につながる部分で、飲食物の通路と空気の通路が交差する地点ですが、ここでは気道・食道との位置関係や喉頭との区別から、覚えやすいように食道の上の部分と表現しています。

■気管の構造

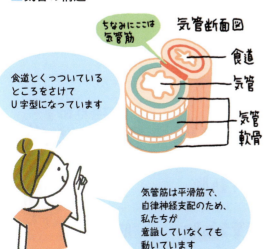

ここで実際の場面と照らし合わせてみましょう。昼間は交感神経が優先して働きますので、気道は拡張して呼吸が楽にできます。反対に、夜は副交感神経が優先して働きますので、気道が狭くなって**咳が出やすく**なります。昼間のうちから「少し咳が出るな。でも大丈夫」と様子をみていると、夜になって咳が止まらなくなったりするので、注意が必要です。

■ 細気管支の構造

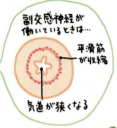

当然、交感神経が働くときは逆のことが起こります。先のイラストの気管筋も平滑筋ですが、細気管支には気管軟骨はありません

② 肺の活動を支えるしくみ

肺を守るしくみ

肺は胸郭（きょうかく）という入れ物に入っています。呼吸を1分間に20回行うとすると、1日2万8,800回肺が膨（ふく）らんでいることになります。膨らむたびに入れ物である胸郭と肺とが擦（こす）れ合うと、肺に傷がついて穴が開いてしまうことになります。そうなると病気になってしまうので、穴が開かない、傷がつきにくい工夫が必要です。

胸郭の内側と肺の表面は**胸膜**（きょうまく）という膜で包まれています。胸膜は**漿膜**（しょうまく）という種類の膜です。「漿」は、一文字で「**ツルツル・ヌルヌル**している」という意味です。つまり、ツルツル・ヌルヌルしている胸膜で肺が傷つかないように守っているのです。

肺の栄養血管、機能血管

栄養血管は、その臓器に必要な栄養素や酸素を運ぶ、臓器ごとにもっている「**自分のための**」血液を運ぶ血管です。通常、臓器の栄養血管は、その臓器の名前に「動脈」をつければわかります。これに対して機能血管は、臓器ごとの働きに重要な「**仕事のための**」血液を運ぶ血管です。

肺の栄養血管は何でしょう？　**肺動脈**の中を流れているのは、二酸化炭素の多い**静脈血**です。肺動脈は機能血管なのです。肺の栄養血管は**気管支動脈**（きかんしどうみゃく）です。間違いやすいところですが、しっかり覚えましょう。

■ 胸膜の構造

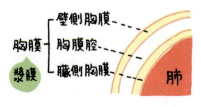

■ 栄養血管と機能血管

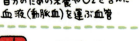

③ 肺の分葉と気管の分岐

気管の分岐

　肺は基本的には3つの袋からなっています。右の肺は3つに分かれていますが、左の肺は、心臓の左側が大きいためにスペースがとられ、2つにしか分かれられませんでした。

　(主)気管支は、左右それぞれ袋の数に合わせて右が3本、左が2本の葉気管支に分かれます。3つの袋に空気を分けるぶん、右の気管支は、左の気管支に比べて太くなっています。また、左の気管支は心臓がじゃまをしているぶん、遠回りして肺にくっつく必要が出たので長くなります。

　左(主)気管支は心臓に押し上げられているため、右と左の(主)気管支の分岐角度は異なっています。ここでいう分岐角度は2通りありますが、角度は下のほうでみるという決まりがあります。というわけで、(主)気管支の分岐角度は、右のほうが小さくなっています。

　角度が小さいということは、まっすぐに近いということです。ですから食べ物が気管に入ると、よりまっすぐな右(主)気管支に入りやすく、右肺のほうが肺炎を起こしやすいという事実とつながるのです。

肺葉の並び方

　右肺は、前からだと下葉はほとんど見えません。反対に後ろからだと中葉が見えません。左肺も、前からだと下葉はあまり見えません。後ろから見ると1/3が上葉、2/3が下葉です。

　痰などの分泌物は水のように下に溜まるので、肺炎などのトラブルは下葉で起こることが多いのです。このことから、呼吸音は下葉の音、つまり背中からの聴診が重要だ、といわれるのです。

■ 肺葉の並び方

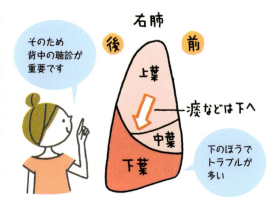

■ 気管の分岐と特徴

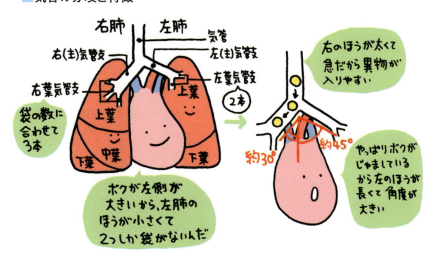

呼吸音

まずは正常呼吸音から聴けるようになりましょう。正常呼吸音は3種類の音から成り立ちます。

❶ **気管（支）音**

正常な場合、前胸部の気管直上部とその周辺ではっきり聴こえます。

❷ **気管支肺胞音**

正常な場合、前胸部では第2・第3肋間の胸骨周辺でわりとはっきり聴こえます。

❸ **肺胞音**

肺野末梢で聴こえます。気管支肺胞音よりさらに小さく、周りがうるさいと聴こえません。

■ 呼吸音の種類と聴取部位

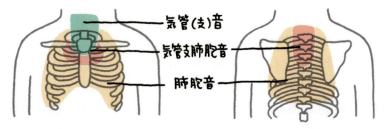

4　呼吸の方法

胸郭を構成する筋肉

呼吸は胸郭を構成する筋肉によって、随意的（意識的）にも、不随意的（無意識的）にも行うことができます。胸郭を構成する筋肉は、**内肋間筋**、**外肋間筋**、**横隔膜**の3種類です。この3種類の筋肉は意識的に動かすことができ、**横紋筋**という種類になります。ちなみに、意識的に動かすことのできない筋肉は、心筋と平滑筋という種類です。

息を吸うときに**外肋間筋**が胸郭を外側に広げて、**横隔膜**が収縮して下に下がります。

陰圧・陽圧

よく国家試験に出題される陰圧・陽圧ですが、イメージはわきますか？

陰圧は、空気が薄くなって**掃除機**のように吸う力が働いている状態で、陽圧は、空気がたくさんあって**ドライヤー**のように吐き出している状態です。

整理しておきましょう。胸腔内は**空気を薄く**して常に**吸い込む力**が働いています。つまり胸腔内圧は、**呼気時は陰圧、吸気時はさらに強い陰圧**です。

肺胞内は空気が出たり入ったりするところです。**吸気時**は、吸う力が働いているので**陰圧**です。空気が入ってしまえば、肺胞内は空気がたくさんある状態になるので**陽圧**になり、**呼気**に切り替わります。

呼吸運動

話を元に戻します。図を使って、呼吸の方法（呼吸運動）について説明します。

繰り返しますが、胸腔内は空気の薄い状態（**陰圧**）なので、力が入っていない横隔膜は引っ張られて**上に凸**の状態になっています。息を吸うときには、外肋間筋で胸郭を外側に広げるか、横隔膜を収縮させて下に下げることで、陰圧はさらに強まります。この強い陰圧の力で空気が吸い込まれ、肺が膨らむのです。

では、普通に息を吐くときに収縮させる筋肉は何でしょうか？　イジワル問題です。普通に息を

■呼吸のしくみ

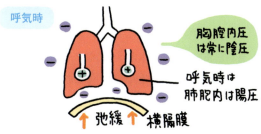
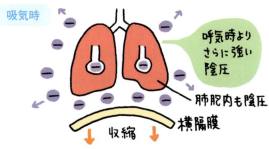

吐くときには、筋肉は弛緩しているだけ（力を抜いているだけ）なので、使っていません。この吐くときには、肺の弾力性（ゴム風船の萎む力）も使っています。

では、内肋間筋はいつ使うのでしょう。私もよく行きますが、カラオケに行って歌うときには、最後に内肋間筋を収縮させて声を絞り出しています。このような努力性呼気時に使います。

呼吸の種類

呼吸は、おもに胸を使って呼吸をする胸式呼吸と、横隔膜を使って呼吸をする腹式呼吸に分けることができます。胸式呼吸は吸気時に外肋間筋を使う呼吸法です。腹式呼吸は横隔膜を使う呼吸法です。お腹が膨らむので、お腹に空気が入っていると勘違いしそうですが、横隔膜が下に下がった分だけ内臓が押されてお腹が膨らんでいるだけで、空気はちゃんと肺に入っています。

\ 楽しく学ぶ！／
解剖生理column

お腹を使って歌う？

これまでに「お腹に力を入れて声を出しましょう」「歌はお腹を使って歌ったほうがいい声が出ます」など、耳にしたことはないでしょうか。これは腹式発声を行うということで、腹式呼吸で発声することによりハリのあるきれいな声が出せるようになるからです。腹式呼吸であれば、胸を使うことで周囲の咽喉や肩の筋肉にも緊張を及ぼす胸式呼吸に比べ、より多くの空気を吸えることから息も長くなり、声量のある安定した声が出ます。

そのほか、腹式呼吸は副交感神経を活性化する作用をもち、精神安定、血圧上昇抑制、脳の活性化などの効果もあるようです。これらの効果に着目したのが、呼吸法による健康法ですね。

5 呼吸と体位の関係

さて、前項③④で学んだ内容から、呼吸と体位の関係について考えてみましょう。患者さんが呼吸困難になると、自然と行う呼吸があります。完全に起きて座った体位、つまり起座位になり腹式呼吸を始めます。この呼吸は起座呼吸とよばれ、呼吸困難が生じていることを表します。起座呼吸だと、どうして呼吸が楽になるのかを解剖生理学的に説明していきます。

胸式呼吸では、外肋間筋を使って胸郭を外側に広げています。この胸式呼吸は、どんな体位をとったとしても、重力が負担になってしまいます。腹式呼吸はどうでしょう。腹式呼吸は横隔膜が収縮

し、下に下がることによって吸気を行う呼吸法でした。仰臥位だと横隔膜が下がるときに、腹部の臓器がじゃまをしてしまいます。起座位や上体を起こしたファウラー位などの体位は、横隔膜が下がるときに重力が味方してくれます。腹部の臓器も下に下がってくれるので、横隔膜の動きのじゃまにはなりません。だから呼吸が楽になるのです。

左心不全で心臓や肺に血液が溜まっていると、肺の血管から水分が浸み出してきます。その水分のせいで、ガス交換が妨げられます。呼吸が苦しくなるのです。この状態を「肺水腫」といいます。肺水腫を起こして呼吸困難になっている患者さんの場合は、上体を起こすことによって下肢のほうに血液が溜まるので、心臓や肺に戻る静脈血流量が減ります。つまり心臓や肺の負担が軽くなるのです。肺水腫を起こしているときに、苦しそうだからといって、仰臥位で寝かせてしまうと、心臓や肺にますます血液が溜まって、肺水腫が悪化し命にかかわります。上体を起こした体位をとることが必要な看護になります。起座位やファウラー位、セミファウラー位などです。

多くの呼吸器疾患では、痰などの分泌物が出てきます。分泌物は水分を含むので、時間の経過に伴い、重力に従って下のほうに溜まります。下葉に溜まってからでは、体外に排出するのが難しくなるので、分泌物がスムーズに排出できるように体位を工夫することが、大切な看護になります。分泌物が多い部位は、呼吸音に左右差が生じたり、通常の呼吸音とは異なる「副雑音」が聞こえることも多いです。胸部X線写真では、すりガラス状に白っぽく写ります。その部位を上にして気道に分泌物を誘導することを体位ドレナージといいます。

■ 呼吸が楽になる体位

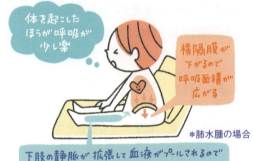

■ 体位ドレナージ

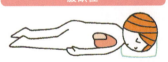
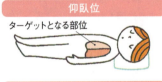
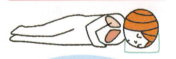
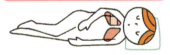
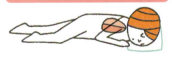

参考書によっては、分泌物が溜まる肺の区域ごとに体位が細かく解説されているものもありますが、一般的によく見られる体位ドレナージを5つだけ図示します。参考にしてくださいね

呼吸の調節

身体の中のセンサー

呼吸は、自分の身体の中の酸素濃度と二酸化炭素濃度によって浅くなったり深くなったり、回数が増えたり減ったりします。ということ は、身体内にそのセンサーがあるのです。センサーの名前を化学受容体といいます。

人間が生きていくために非常に重要な器官が2つあります。心臓と脳ですね。酸素のセンサーは、ここにあったら便利だなぁ、というと

ころにあります。2つの重要器官に酸素が十分送られているかチェックするために、**大動脈**（2個）と左右の**頸動脈**にあるのです。そのまま○○小体という名前がついていますが、国試では**末梢化学受容体**とよばれることが多いです。このように、酸素のセンサーは「4個」あることになります。

二酸化炭素のセンサーは、橋と延髄にある**呼吸中枢**の「1個」だけになります。近ごろは、地球の温暖化問題で二酸化炭素の問題を各国首脳陣が話し合っていますが、身体でも、二酸化炭素問題について考えているのは首脳陣（中枢神経）です。二酸化炭素は**酸性物質**なので、身体に溜まると大問題に発展しかねないからです。

厳密にいうと、このセンサーが感知しているのは**水素イオン**です。水素イオンは、血液中に含まれる HCO_3^- というアルカリ性物質を CO_2 という酸性物質に変えてしまうのです。普段は尿に混ぜてどんどん捨てています。つまり、水素イオンが多い＝二酸化炭素が多くなる（＝酸性に傾く）、ということです。センサーは中枢神経にあるので、**中枢化学受容体**とよばれます。呼吸中枢は、その下にある延髄と橋にまたがるようにあることも覚えておきましょう。

センサーが壊れると……

さて、酸素と二酸化炭素、どっちのセンサーがダメになりやすいでしょう？　センサー1個1個の丈夫さは同じようなものです。

中枢神経系は、傷がつくと再生可能なのでしたっけ？　血中の二酸化炭素濃度が上がるたびにセンサーは傷ついて、小さな傷の蓄積でそのうちセンサー自体が壊れてしまいます。中枢受容体で感知する**二酸化炭素**は、いったん**感知できなくなる**と、**もう元には戻らない**のです。

センサーが壊れると、人体では命にかかわる一大事が起こりやすくなります。この状態の代表的な疾患が慢性閉塞性肺疾患（COPD[*1]）です。

二酸化炭素のセンサーは壊れているので、酸素のセンサーのみを使って呼吸の深さと数をコントロールするようになります。酸素療法を行うことになり、そこに**大量の酸素を投与**したとしましょう。どうなりますか？

酸素の量が十分すぎるほどあると感知されるので、呼吸をする必要がなくなってきます。呼吸が止まりますね。酸素量が十分なので、呼吸が止まっていても代謝の際に酸素を使って血中酸素濃度が下がれば、呼吸は再開されるはずです。よかったですね……って、いいわけないのです！

呼吸が止まっている間、二酸化炭素は溜まっていく一方です。この状態を **CO_2 ナルコーシス**といいます。二酸化炭素は酸性物質なので、血液はあっという間に酸性に傾いていきます。血液が酸

■ 呼吸を調節するセンサー

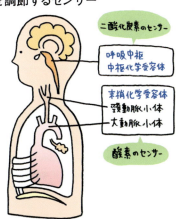

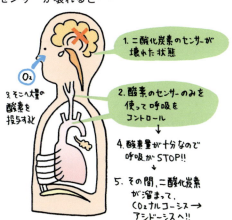

性になってしまうことをアシドーシスといいます。たとえると、血液に塩酸を混ぜて流しているようなものです。命が危なそうですね。アシドーシスは死亡することもある大変危険な状態なのです。

PaO_2 と SaO_2

動脈血酸素分圧（PaO_2 [*2]）は、動脈血中に溶け込んでいる酸素の量を表しています。正常で95mmHg（Torrを使う場合もある）以上、加齢により80mmHg程度になる場合もあります。

動脈血酸素飽和度（SaO_2 [*3]）は、血液中にあるヘモグロビンがどの程度の割合で酸素と結合しているかを示す数値で、単位は%です。正常値は95〜98%です。普通の状態で100%になることはありません。普通の空気を吸っているのに100%になっていれば過換気を疑います。原因は不安などです。

酸素吸入の適応は、SaO_2（SpO_2 [*4]）90% = PaO_2 60mmHg未満になったときです。このときには口唇や爪床の色が紫色に変化します。この見た目の変化をチアノーゼとよびます。血中の還元ヘモグロビン（酸素を離したヘモグロビン）の量が増加すると見られます。

ヘモグロビン酸素飽和度と動脈血酸素分圧の関係は覚えておきましょう。たいてい酸素飽和度のほうが高いです。酸素飽和度は、ヘモグロビンの量が少ない貧血や、SpO_2 では末梢血流量が少ない場合も値があてになりません。また、二酸化炭素の量は少しも反映されません。

呼吸の回数

過呼吸（過換気）の状態は頻呼吸とは区別します。呼吸回数のみが24回/分以上に増えた状態を頻呼吸といいます。反対に、徐呼吸とは呼吸回数のみが12回/分以下になった状態を指します。それに対し、過呼吸（過換気）とは呼吸数が変化せずに、1回換気量が増加するものを指します。

■ PO_2 と PCO_2

	酸素分圧（PO_2 [*5]）	二酸化炭素（炭酸ガス）分圧（PCO_2 [*6]）
肺胞気	100mmHg	40mmHg
肺動脈の静脈血	40mmHg	46mmHg
肺静脈の動脈血	95mmHg	40mmHg
組織	0〜40mmHg	50〜60mmHg

■ 酸素解離曲線

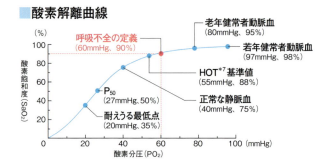

■ 呼吸の異常

異常のタイプとパターン		特徴	おもな原因疾患・病態
呼吸数の異常	頻呼吸	呼吸数24回/分以上	各種感染症、肺炎、心不全、髄膜炎
	徐呼吸	呼吸数12回/分以下	麻酔薬・睡眠薬の使用、頭蓋内圧亢進、モルヒネ中毒
深さの異常	過呼吸	安静呼吸時の1回換気量増加	運動時、激しい感情の変化、代謝性アシドーシスなど
	減呼吸	安静呼吸時の1回換気量低下	呼吸筋筋力低下、胸郭可動性の障害

*1【COPD】chronic obstructive pulmonary disease
*2【PaO_2】arterial oxygen partial pressure
*3【SaO_2】arterial oxygen saturation：動脈血を採血して測定する酸素飽和度
*4【SpO_2】percutaneous oxygen saturation：経皮的動脈血酸素飽和度。パルスオキシメーターで経皮的に簡便に測定でき、末梢血流が確保できていればSaO_2とほぼ同じ値が得られる。
*5【PO_2】partial pressure of oxygen
*6【PCO_2】partial pressure of carbon dioxide
*7【HOT】home oxygen therapy：在宅酸素療法

テスト&国試対策

呼吸器の国試過去問

最後に実力試し！
呼吸器の国試過去問にチャレンジ！

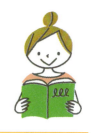

Q 肺血流量が最も減少する体位はどれか。

1. 立位
2. 座位
3. 仰臥位
4. Fowler〈ファウラー〉位

（第104回午前42）

解答 1
解説 肺血流量が減少する順で選択肢を並べると、1. 立位＜2. 座位＜4. ファウラー位＜3. 仰臥位となり、立位が最も減少する。本文でも触れたが、重力の影響を受けて下肢側に血液が貯留しやすいほど、心臓へ戻る静脈還流量が減少するためである。

Q 吸息時に収縮する筋はどれか。**2つ選べ**。

1. 腹直筋
2. 腹横筋
3. 横隔膜
4. 外肋間筋
5. 内肋間筋

（第104回午前84）

解答 3、4
解説 吸息時（息を吸うとき）に収縮するのは、横隔膜と外肋間筋である。外肋間筋が胸郭を外側に広げて、横隔膜が収縮して下方に下がる。

Q 呼吸困難がある患者の安楽な体位はどれか。

1. 起座位
2. 仰臥位
3. 砕石位
4. 骨盤高位

（第103回午後12 必修）

解答 1
解説 P.12で解説したとおり、起座位が、呼吸困難がある患者の安楽な体位である（1. ○）。

Q 呼吸中枢の存在する部位はどれか。

1. 大脳
2. 小脳
3. 延髄
4. 脊髄

（第103回午前26）

解答 3
解説 呼吸中枢が存在するのは脳幹の橋と延髄なので、選択肢のなかでは「3. 延髄」が答えとなる。呼吸は、延髄の呼吸中枢を中心に、橋の呼吸調節中枢、持続性吸息中枢との密接な連携のもとで調節されている。

呼吸器の国試過去問

Q 成人の左右の主気管支を図に示す。
正しいのはどれか。

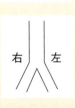

1. 右 左
2. 右 左
3. 右 左
4. 右 左

(第103回追加試験午前28)

解答 3

解説 主気管支は、左に比べ、右が太く、短く、傾斜が急である。左は心臓があるため、遠回りして長くなる。そのため、選択肢のイラストでは、3が答えとなる。

Q 肺と気管について正しいのはどれか。

1. 気管支動脈は肺循環に属する。
2. 気管軟骨は気管の背面に存在する。
3. 左肺は上葉、中葉および下葉に分かれている。
4. 酸素飽和度は肺動脈の血液よりも肺静脈の血液が高い。

(第103回追加試験午前29)

解答 4

解説
1. × 気管支動脈は肺のために栄養や酸素を運ぶ"栄養血管"で、肺循環に属するのは肺動脈と肺静脈である。
2. × 気管の背面は食道と接しており、気管軟骨は気管前壁から側壁をU字型におおっており、気管の背面には存在しない。
3. × 上葉・中葉・下葉の3葉に分かれているのは右肺である。左肺は右肺より小さく、上葉・下葉の2葉である。
4. ○ 肺動脈は静脈血、肺静脈は動脈血なので、酸素飽和度は肺静脈の血液のほうが高い。

Q 気管支の構造で正しいのはどれか。

1. 左葉には3本の葉気管支がある。
2. 右気管支は左気管支よりも長い。
3. 右気管支は左気管支よりも直径が大きい。
4. 右気管支は左気管支よりも分岐角度が大きい。

(第100回午後27)

解答 3

解説
1. × 上葉・中葉・下葉の3葉からなり、3本の葉気管支があるのは右肺である。左肺は上葉・下葉の2葉からなり、2本の葉気管支がある。
2. × 右気管支の長さは約2.5cm、左気管支は約4.5cmである。
3. ○ 誤嚥したものが右気管支に入り込みやすいことからもわかるように、その直径は左気管支よりも大きい。
4. × 左気管支は、心臓を回避するように、右気管支よりも分岐角度が大きくなっている(右：約30度、左：約45度)。

呼吸器の国試過去問

Q 血中濃度が増加したときに呼吸を促進するのはどれか。

1. 水素イオン
2. 塩化物イオン
3. 重炭酸イオン
4. ナトリウムイオン

（第98回午前21）

解答 1

解説 1. ○　2.〜4. ×
中枢化学受容体は血液中の水素イオンを感知し、水素イオン濃度の上昇（$PaCO_2$が上昇するとH^+が増加しpH低下する）を認めると、呼吸中枢を刺激し呼吸を促進する。

Q 呼吸パターンを模式図で示す。過呼吸はどれか。

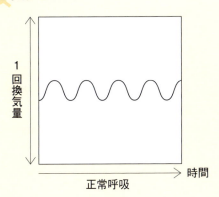

（第98回午前37）

解答 3

解説 3. ○　1. 2. 4. ×
過呼吸とは、呼吸数が変化せずに、1回換気量が増加する症状をいう。1. は頻呼吸によく見られ、2. は徐呼吸によく見られるパターンである。

Q 聴診器を用いた気管呼吸音の聴取部位で正しいのはどれか。

1. 喉頭直下の上胸部（胸骨上部）
2. 肋骨縁と鎖骨中線の交差部位
3. 第2肋間と鎖骨中線の交差部位
4. 第4胸椎正中から肩甲骨部

（第96回午前84）

解答 1

解説 1. ○　2.〜4. ×
気管呼吸音は、前胸部の気管直上部とその周辺ではっきりと聞かれる。解剖学的位置から、1. が正解である。なお、3. では肺胞呼吸音が聞かれ、4. では肩甲骨部でなく、肩甲骨間部であれば、気管支呼吸音が聞かれる。

呼吸器の解剖生理　1　息をする

呼吸器の国試過去問

Q 内圧が陽圧になるのはどれか。

1. 吸息中の肺胞
2. 呼息中の肺胞
3. 吸息中の胸膜腔
4. 呼息中の胸膜腔

(第94回午後10)

解答 2
解説 2. ○　1. 3. 4. ×
胸膜腔は空気を取り込むために常に陰圧であり、その程度は呼吸運動で変化する。肺胞では、空気を取り込む吸息時は陰圧で、空気を吐き出す呼息時は肺が空気で満たされているので陽圧である。

Q ガスの運搬で正しいのはどれか。

1. 肺でのガス交換は拡散によって行われる。
2. 酸素は炭酸ガスよりも血漿中に溶解しやすい。
3. 酸素分圧の低下でヘモグロビンと酸素は解離しにくくなる。
4. 静脈血中に酸素はほとんど含まれていない。

(第94回午後11)

解答 1
解説
1. ○　肺胞と血液の分圧差による拡散によって、ガス交換が行われている。
2. ×　酸素は、炭酸ガスよりも血漿中に溶解しにくい。
3. ×　酸素分圧の低下に伴い、ヘモグロビンと酸素は解離しやすくなることで、各細胞へ酸素が供給される。
4. ×　静脈血中酸素分圧は、40mmHgである。酸素をほとんど含んでいないとはいえない。

Q 動脈血検査で異常を示す値はどれか。

1. 酸素分圧(PaO_2)：95mmHg
2. 酸素飽和度(SaO_2)：90％
3. 炭酸ガス分圧($PaCO_2$)：40mmHg
4. pH：7.40

(第91回午前11)

解答 2
解説 2. ○　1. 3. 4. ×
酸素飽和度(SaO_2)の正常値は95～98％である。また、普通の状態で100％になることはなく、100％になった状態は過換気を疑う。

Q 寝たきり患者の呼吸音で重点的に聴診すべき部位はどれか。

1. 右鎖骨中線第4肋間
2. 左鎖骨中線第2肋間
3. 胸骨右縁第2肋間
4. 左肩甲線上第8肋間

(第91回午前45)

解答 4
解説 4. ○　1. ～ 3. ×
寝たきりの患者では、廃用症候群の可能性が高まり、肺下葉に血液が溜まることで沈下性肺炎を起こすため、背部からの聴診が重要となる。

② 循環器の解剖生理

生きる
生命維持の原動力

生きるためには
エネルギーを代謝しなければなりませんが、
それには酸素やブドウ糖などを
全身の細胞に運び、同時に、代謝時に出た
老廃物を回収する必要があります。
その役割を担っているのが、心臓を中心とした循環器です。
そこで、ここでは私たちの生命維持活動
「生きる」について、その原動力として自発的に
24時間絶え間なく動き続ける
循環器のしくみと働きとともに
お話しします。

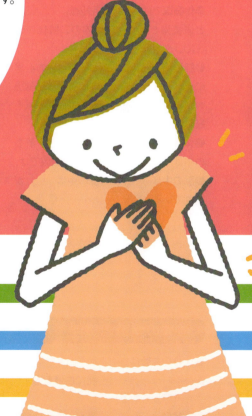

CONTENTS

まずはポイントをつかもう！
循環器の解剖生理 …………………………… 20

看護ケアにつながる！　機能からみる解剖生理
生きる―生命維持の原動力：循環のしくみ― …… 26

テスト＆国試対策
循環器の国試過去問 ………………………… 34

> まずはポイントをつかもう！

循環器の解剖生理

はじめに循環器の解剖生理をイラストで確認しましょう！
本文でわからない部位名称があったときにもここに戻ってね。

循環器の構造と機能

- 循環器は、全身の**体液**（**血液・リンパ液**）を循環させる器官系で、心臓および、心臓につながっている管すべてをいう。
- 循環器には、全身へ血液を送る「**体循環**（**大循環**）：（**左心系**）」と、肺へ血液を送る「**肺循環**（**小循環**）：（**右心系**）」がある。
- 体循環（大循環：左心系）では、血液は心臓の左心室から大動脈へ送り出されて末梢組織に達し、毛細血管を流れた後、静脈へ入って上・下の大静脈に集められ右心房に戻ってくる。
- 体循環では、身体の各組織に**酸素**（O_2）と栄養素を送り、組織内の二酸化炭素（CO_2）や老廃物を受け取る。
- 肺循環（小循環：右心系）では、右心房に戻ってきた血液が、右心室から肺動脈へ送り出され、肺（毛細血管）、肺静脈を経て左心房に戻ってくる。
- 体循環では、動脈の中は**動脈血**、静脈の中は**静脈血**が流れており、肺循環では、動脈の中は**静脈血**、静脈の中は**動脈血**が流れている。

■血液の循環

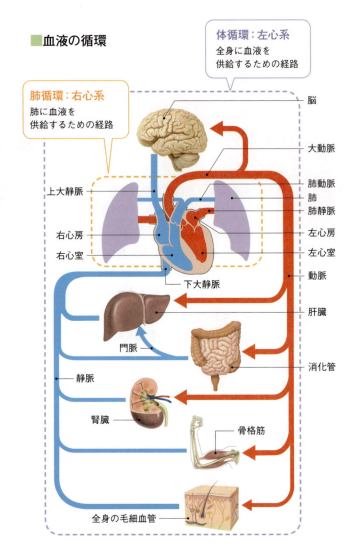

肺循環：右心系
肺に血液を供給するための経路

体循環：左心系
全身に血液を供給するための経路

血管の構造と機能

- 全身の血管は**左心室**からの**大動脈**、その枝となる**諸動脈**、**毛細血管**、心臓に血液を返す**諸静脈**、**上・下大静脈**からなる。
- 血管壁は、**内膜**、**中膜**、**外膜**の3層からなる。
- 中・小動脈（筋型）の血管は、**血管平滑筋**（自律神経が支配）が弛緩・収縮して、**血流量**を調節する。
- 静脈は中膜が薄く、血液の逆流を防ぐ**静脈弁**がある。
- 毛細血管は単層の**内皮細胞**からなる。

■ 全身のおもな動脈

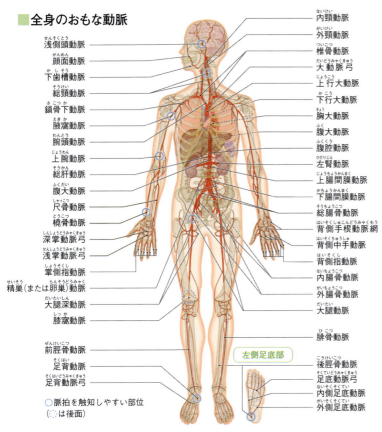

○ 脈拍を触知しやすい部位
（ ◌ は後面）

■ 血管の構造

動脈

大動脈
- 心臓に近い大動脈は、弾性線維に富む弾性動脈。
- 心室収縮期には、急速な血液拍出を受けて拡張し、圧を分散する。

中・小動脈
- 平滑筋層（中膜）が主体の筋性動脈。
- 平滑筋を弛緩・収縮し、血流量を調節する。

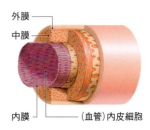

静脈
- 静脈壁は中膜が非常に薄く、中・小静脈では静脈弁と周囲の骨格筋の収縮圧により、血流は心臓に向かう。
- 循環血液量の約2/3は、静脈内に分布する。

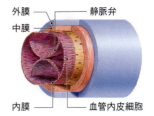

毛細血管
- 細胞に O_2 と栄養を運搬し、CO_2 や老廃物を運び去る。

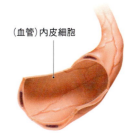

■ 全身のおもな静脈

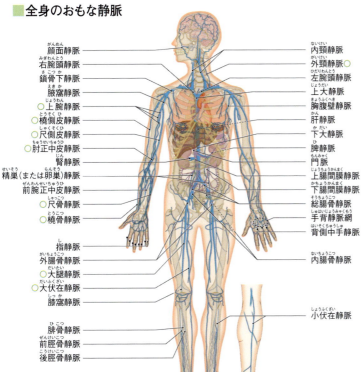

*肺循環系のみ、動脈の中を静脈血、静脈の中を動脈血が流れることに注意。

○ おもな採血部位

心臓の位置・大きさ

- 心臓は、横隔膜に接した胸郭内の縦隔の前下方に位置し、左右を肺に囲まれる。
- 大動脈起始部（心基部）は第2肋骨の高さ、心臓下端（心尖部）は第5肋間の高さの胸壁近くにある。
- 心臓の大きさは、握り拳大、重さは約300gである。

心臓は左右の肺に挟まれ、図のように縦隔内にやや左に寄って位置している

■心臓の位置

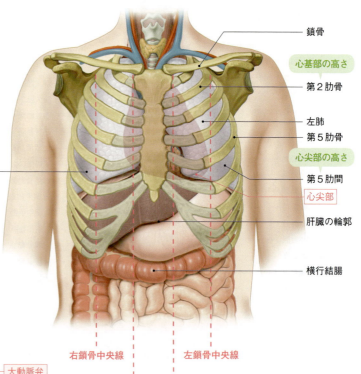

鎖骨
心基部の高さ
第2肋骨
左肺
第5肋骨
心尖部の高さ
第5肋間
心尖部
肝臓の輪郭
右肺
横行結腸
右鎖骨中央線
左鎖骨中央線
左胸骨線
右胸骨線

■心臓の構造

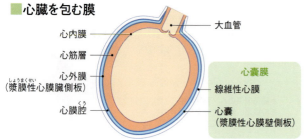

大動脈弁、大動脈、肺動脈（肺へ）、上大静脈、肺静脈（肺より）、肺静脈（肺より）、肺動脈弁、左心房、僧帽弁、右心房、腱索、三尖弁、左心室、乳頭筋、心室中隔、下大静脈、右心室、心筋

動脈弁　房室弁
→ 酸素化された血液の流れ
→ 脱酸素化された血液の流れ

■心臓を包む膜

心内膜、心筋層、心外膜（漿膜性心膜臓側板）、心膜腔、大血管、心嚢膜、線維性心膜、心嚢（漿膜性心膜壁側板）

心臓の構造と機能

- 心臓は、筋肉（心筋）でできた中空臓器。
- 動脈弁（大動脈弁、肺動脈弁）、房室弁（左：僧帽弁、右：三尖弁）と、心房中隔および心室中隔により、右心房・右心室・左心房・左心室に分かれる。
- 右心房は上大静脈と下大静脈、左心房は肺静脈とつながっている。
- 右心室は肺動脈、左心室は大動脈とつながっている。
- 心臓は、全身に血液を送り出すポンプの役割を果たす。
- 心臓壁は、内腔側より心内膜、心筋層、心外膜の3層からなる。
- 心臓は、心外膜と心嚢膜の2層の心膜に包まれ、心膜の間に存在する少量の心嚢液によって、収縮と拡張をスムーズにしている。

刺激伝導系のしくみと心電図波形

- **刺激伝導系**の特殊心筋細胞は、自ら周期的に興奮・収縮できる**自動能**をもつ。
- **洞(房)結節**の細胞群は、刺激伝導系の中枢である。最も頻回に、電気的に興奮(**脱分極**)して心拍数を決めるペースメーカーとなり、自律神経末端が分布する。
- **交感神経**(心臓神経)は心機能を高め(心拍数・伝導速度の増加)、**副交感神経**(迷走神経心臓枝:右心房のみに分布)がそれを抑制する。
- 洞結節からの一定調律の電気的興奮が刺激伝導系を介して伝わることで、心筋がリズミカルに収縮し、心臓の効果的な**ポンプ作用**が発揮される。
- 心筋の**電位変動**を体表面から記録したものが、**心電図**である。

■ 刺激伝導系と心電図

(図:刺激伝導系と心電図波形 — 上大静脈、洞(房)結節、右心房、房室結節、右脚、右心室、左心房、房室束(ヒス束)、左心室、左脚、プルキンエ線維、心電図波形:P波、Q波、R波、S波、T波、U波、基線、PQ時間、ST部、QT時間)

■ 刺激伝導系の興奮の伝播

1. 洞(房)結節が興奮(歩調とり)
2. 心房が収縮
3. 房室結節に達する(第2の歩調とり)
4. 房室(ヒス)束、右脚・左脚からプルキンエ線維へ
5. 心室が収縮

P波	心房筋の興奮過程を示す波(心房内興奮伝導時間)
PQ時間	心房筋の興奮の開始から心室筋の興奮の開始までの時間(房室間の興奮伝導時間)
QRS波	心室筋の興奮(脱分極過程)を表す波(心室内興奮伝導時間:心拍数で変動)
ST部分	心室興奮の極期(すべての心室筋が興奮し、等電位となった状態)
T波	心室筋の興奮が消退する再分極過程を表す波
U波	成因は不明。T波の後に小さな陽性波としてみられることがある
QT時間	心室筋の興奮(脱分極)開始から再分極が終わるまでの時間

■ 心臓の弁

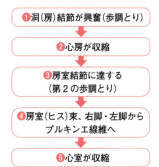

収縮期	
肺動脈弁・大動脈弁	開口
三尖弁・僧帽弁	閉鎖

拡張期	
肺動脈弁・大動脈弁	閉鎖
三尖弁・僧帽弁	開口

- 房室弁は心房と心室を隔てる弁。右が三尖弁、左が僧帽弁。弁の先端は、乳頭筋の先から出ている結合組織性の細いヒモ(腱索)とつながっている
- 動脈弁は心室と動脈を隔てる弁。右が肺動脈弁、左が大動脈弁。3個のポケット状の弁膜(半月弁)が向き合っている
- 房室弁どうし(三尖弁と僧帽弁)、動脈弁どうし(肺動脈弁と大動脈弁)は、同じタイミングで開閉する

心臓の弁の構造と機能

- 心臓の弁には、**房室弁**と**動脈弁**とがある。
- **房室弁**は膜状の弁で、**左房室弁**(僧帽弁)は2片、**右房室弁**(三尖弁)は3片からなる。
- 動脈弁(肺動脈弁と大動脈弁)は、いずれも3つの**ポケット状**の弁(**半月弁**)からなる。
- 弁は、血流から受ける圧(血圧)の変化によって開閉し、血液の逆流を防ぐ。
- 房室弁は、心室の**乳頭筋**から延びた**腱索**とつながり、心室の収縮時に心房内へ反転しないようになっている。

心音と聴診部位

- 1回の心拍動における、心房と心室の収縮・拡張の全過程を心周期という。
- 心周期に伴う血流・血圧の変化では、弁や心・血管壁を振動させることで心音が生じる。
- 心音は、Ⅰ音（房室弁閉鎖関連音）、Ⅱ音（動脈弁 [半月弁] 閉鎖関連音）、Ⅲ音（心室筋性の音）、Ⅳ音（心房音）などに区別される。
- 大動脈弁領域と肺動脈弁領域を合わせて心基部とよぶ。
- Ⅰ音は心尖部で、Ⅱ音は心基部で最も強く聴こえる。

■ 心音の聴診部位

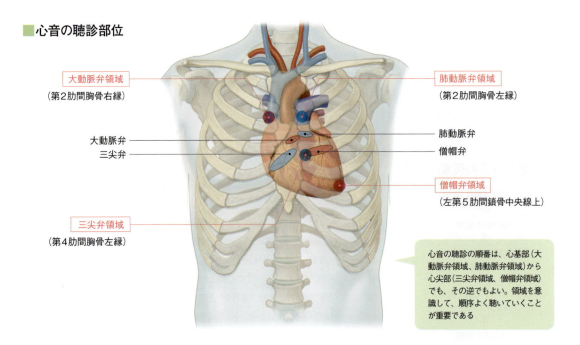

心音の聴診の順番は、心基部（大動脈弁領域、肺動脈弁領域）から心尖部（三尖弁領域、僧帽弁領域）でも、その逆でもよい。領域を意識して、順序よく聴いていくことが重要である

■ 冠動脈

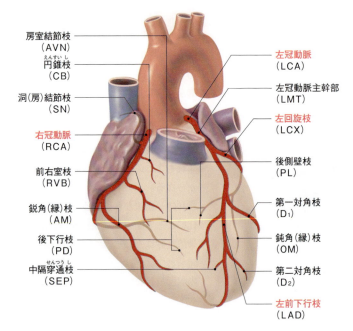

心臓の血管（冠動脈）の構造と機能

- 上行大動脈起始部（バルサルバ洞）に始まる左右の冠動脈（冠状動脈ともいう）は、心筋の栄養血管として栄養・酸素を供給している。
- 右冠動脈は、右室や心室中隔の一部を還流する。
- 左冠動脈は、左前下行枝と左回旋枝に分かれ、左室や心室中隔の一部を還流する。
- 冠動脈の血流量は、心拍出量の5%を占める。

リンパ系の構造と機能

- リンパ系とは、リンパ管およびリンパ節の総称である。
- リンパ管は、全身に網目のように張りめぐらされていて、静脈と同様に流れは中枢へ向かい、多くの弁をもつ。
- リンパ節は頸部、腋窩、鼠径部など、身体各部に約800個ある。
- 毛細リンパ管は、リンパ節を経由しながら合流して太いリンパ管（リンパ本幹、胸管）となり、静脈に吻合する。
- 右リンパ本幹は右上半身（右頸リンパ本幹、右鎖骨下リンパ本幹、気管支縦隔リンパ本幹）からリンパを集める。
- 胸管は、左上半身および左右下半身（左頸リンパ本幹、左鎖骨下リンパ本幹、腸リンパ本幹、腰リンパ本幹など）からリンパを集める。
- 胸管は、鎖骨下静脈と内頸静脈の合流点（静脈角）にて静脈に注ぐ。

- リンパ系は、❶間質液の回収、❷小腸で吸収した脂肪分の輸送、❸大食細胞（マクロファージ）による貪食作用・リンパ球による免疫の機能をもつ。
- 大食細胞（マクロファージ）は、リンパ節内のリンパ洞に存在し、異物や細菌を処理する。
- 胸腺は、リンパ性器官（リンパ節、リンパ小節、扁桃、胸腺、脾臓、パイエル板の総称）の働きを支配する。

■ リンパ節の構造

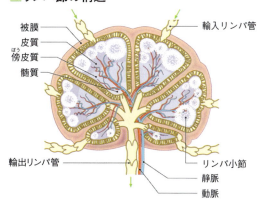

■ 全身のリンパ管

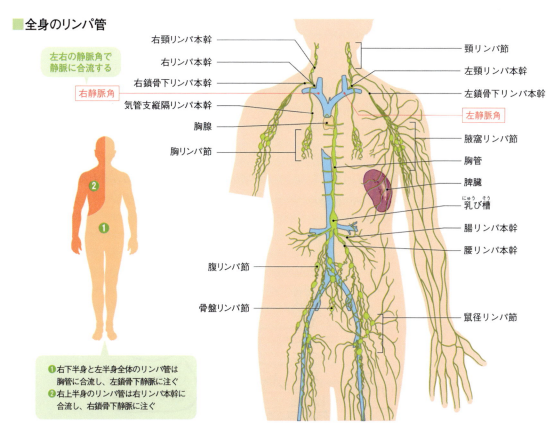

❶ 右下半身と左半身全体のリンパ管は胸管に合流し、左鎖骨下静脈に注ぐ
❷ 右上半身のリンパ管は右リンパ本幹に合流し、右鎖骨下静脈に注ぐ

> 看護ケアにつながる！
> 機能からみる解剖生理

生きる―生命維持の原動力：循環のしくみ―

私たちが生きるための原動力となっている循環器。
その主役である心臓の働きからみていきましょう！

 心 臓

心臓の働き

　心臓の働きは大きく分けて2つです。

　1つめの働きは、全身に血液を届ける**ポンプ機能**です。「息をする」（P.6〜14）でお話しした呼吸器とつながることですが、生きるためにはエネルギーが必要なので、身体には絶えず**酸素**と**燃料**（ブドウ糖）などが必要になります。その酸素と燃料などを血液に乗せて、血管という道路を通して細胞に**届け続ける**のが心臓の役割です。

　2つめの働きは、**二酸化炭素**（排気ガス）や**老廃物**（ゴミ）の**回収**です。全身から出た二酸化炭素や老廃物を血液に乗せて、血管を通して回収して**受け取り**ます。

　けなげな心臓は、全身の細胞に向けて絶えず血液を送り続けています。しかし、自分にも酸素と燃料は必要です。全身に送る血液量のうち、たった5％を自分のために使い、残りの95％は全身に送ります。まるで出稼ぎ中の生活費を切り詰めて、家族に仕送りを続けるお父さんのようです。

心臓の基本的構造を知ろう

●右心と左心

　心臓は右と左、大きく2つに分けることができます。心臓の右側（**右心**）は全身から回収してきた二酸化炭素をたくさん含んだ血液を受け取り、それを体外に捨てて新たに酸素を取り込むために**肺に送る役割**です。心臓の左側（**左心**）は酸素を取り込んだ血液を肺から受け取り、それを**全身に送る役割**です。

●心房と心室

　全身や肺から返ってくる血液を**受け取る**ために、心臓の上側に位置するのが**心房**です。全身や肺に血液を**送る**ために心臓の下側に位置するのが**心室**です。心臓は右と左それぞれが心房（**右心房**と**左心房**）と心室（**右心室**と**左心室**）に分

■ 心臓の働き

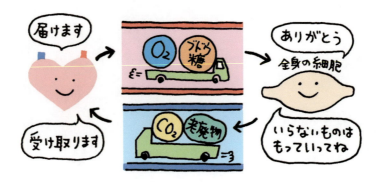

■ 心臓の構造

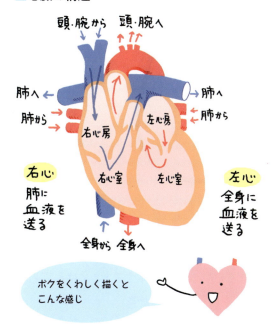

かれ、合計4つの部屋からなっています。

冠動脈

　冠動脈は大動脈起始部から分岐します。この冠動脈は大きく分けて2本あり、守備範囲が決まっていて、右側に分かれる右冠動脈は右心房と右心室、左心室の下側を栄養しています。

　左側はすぐ、前下行枝・回旋枝の2本に分かれます。前下行枝は左心房と左心室の前側、回旋枝は左心房と左心室の後ろ側、右心室の一部を栄養するのです。この冠動脈に血液が流入するのは心室の拡張期です。

逆流を防止するしくみ：弁

　心臓には、収縮と弛緩を繰り返して血液を送る性質上、送り出した血液が返ってきてしまうことのないように、一方通行の弁が備わっています。心室が収縮したときに心室から心房に逆流しないように房室弁が、心室が収縮を終えて弛緩するときに動脈から心室に逆流しないように動脈弁があります。

● 右心系の弁

　右の房室弁は三尖弁といいます。弁尖（べんせん）が3枚なので「さんせんべん」ですが、三を「み」と読んで、「三尖弁（みせんべん）は右（みぎ）」と覚えましょう。右の動脈弁は肺動脈弁です。こちらはそのままですね。肺動脈弁の弁尖も3枚です。

● 左心系の弁

　左の房室弁は僧帽弁といいます。この弁の弁尖は2枚です。その理由は、右心室に比べて2～3倍も力が必要な左心室は、筋肉の厚さも2～3倍だからです。力がとても強いのです。その力に負けて弁が壊れてしまわないように、弁尖を1枚減らして2枚になったのです。左の動脈弁は大動脈弁です。こちらもそのままですね。大動脈弁の弁尖は3枚です。

　房室弁が心室の強い力に負けないように、腱索（けんさく）が補強しています。僧帽弁は弁尖が2枚なので、腱索もそれぞれに分かれてくっついています。その形が外国の僧侶の帽子に似ているので、僧帽弁という名前になりました。某有名RPGゲームの僧侶も、同じような形の帽子をかぶっています（P.49 column 参照）。

■ 冠動脈と弁

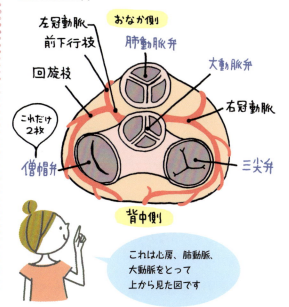

心音

心音は、基本的には弁が閉じるときの弁尖と弁尖とがぶつかる音です。手を叩くときに出る音としくみはいっしょです。

Ⅰ音は房室弁の閉じる音です。音は弁が向いているほうに響くので、心尖部（左乳頭部の下あたり）の方向に向かってとてもよく聴こえるのは僧帽弁の音です。三尖弁の音は胸骨中央部の左側あたりで聴こえますが、右心系は左心系より力がいらないので、僧帽弁の音よりは小さいです。房室弁が閉じるのは、心室が収縮を開始するときでしたね。

Ⅱ音は動脈弁の閉じる音です。音は動脈が向いている方向に響くので、大動脈が向いている右胸鎖関節の下あたりで大きく聴こえるのが大動脈弁の音です。反対に肺動脈弁は少し左を向いているので、左胸鎖関節の下あたりで聴こえます。動脈弁が閉じるのは、心室が収縮し終わって拡張するときでしたね。

それとは別のしくみで音が出る場合があります。Ⅲ音は心房からの血液が心室壁にぶつかるときの音で、年齢が低かったり、妊娠している場合には、血液量が多いので、生理的に聴かれます。高齢者で聴かれた場合は、左心不全の徴候になります。

Ⅳ音は心房の最後の一押しが心室壁にぶつかったときの音で、心室壁の伸びが悪いときに聴かれます。左心不全の徴候になります。

Ⅲ音・Ⅳ音は液体が肉にぶつかるときの音なので、とても小さく低い音です。聴診時には、聴診器の

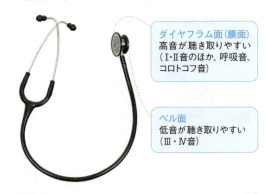

■ 聴診器（オープンベル型）

ダイヤフラム面（膜面）
高音が聴き取りやすい
（Ⅰ・Ⅱ音のほか、呼吸音、コロトコフ音）

ベル面
低音が聴き取りやすい
（Ⅲ・Ⅳ音）

膜面を使うと低音がカットされてしまうので、凹んでいるベル面を使います。とはいえ、病棟は周囲の音が大きすぎてとても判別できる環境ではありません。心音を聴取するときにはとても静かな環境が大切なのです。

刺激伝導系と心電図

心臓は、自ら周期的に興奮して収縮・拡張を繰り返す「自動性」をもっています。その元となるのが、洞(房)結節からスタートする刺激伝導系です。
では、確認していきましょう。

1. まず、心臓の動きの音頭をとる洞結節
2. 次に心房全体に電気刺激を伝えて、次の刺激伝導系の束になるところを房室結節
3. 房室の間の線維輪（非伝導）を越えてゆっくり心室に電気を伝える房室束（ヒス束）

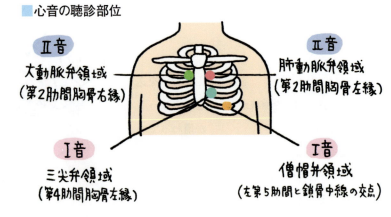

■ 心音の聴診部位

Ⅱ音 大動脈弁領域（第2肋間胸骨右縁）
Ⅱ音 肺動脈弁領域（第2肋間胸骨左縁）
Ⅰ音 三尖弁領域（第4肋間胸骨左縁）
Ⅰ音 僧帽弁領域（左第5肋間と鎖骨中線の交点）

＊イラスト中、第7肋骨以下省略

4. そこから心室中隔の中を左右別々に電気刺激を伝える**右脚と左脚**
5. 最後が心室の筋肉の隅々まで電気刺激を伝える**プルキンエ線維**

ここで、刺激伝導系といっしょに心電図の基本波形を覚えてしまいましょう。

P 波⇒心房の収縮
QRS 波⇒心室の収縮（心房の弛緩）
T 波⇒心室の弛緩

心電図をみるポイントは下記のとおりで、これらの点に気をつけながらみていくと、驚くほど不整脈がよくわかるようになります。

■刺激伝導系と心電図

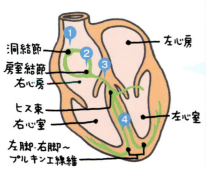

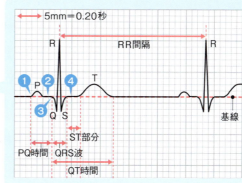

P 波は心房の興奮（脱分極）の総和、QRS 波は心室の興奮（脱分極）の総和、T 波は心室の筋肉が興奮した後の回復（再分極）を表す。

心電図をみるポイント

1. P波がはっきりみえるか。基線がまっすぐか。
2. P波とQ波が1マス（5mm）以上離れていないか（上図）。くっつきすぎていないか。だんだん幅が広がったり狭まったりしていないか。
3. Q波が下がりすぎていないか。
4. QRS波の山がきれいに上に伸びているか。
5. QRS波の幅が広すぎないか。ギザギザになっていないか。
6. S波が基線に戻るか。下がっていないか。上がっていないか。
7. T波が異様に離れたところにないか。
8. T波が大きすぎないか。小さすぎないか。

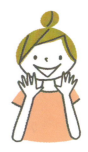

心臓の神経支配と脈拍・血圧

心臓は**自律**神経支配です。**交感神経**が優位の場合は心拍数は**速く**、**副交感神経**が優位の場合は心拍数は**遅く**なります。

●脈拍のお約束

頻脈とは脈拍数が**100 回／分以上**、**徐脈**とは脈拍数が**60 回／分以下**という定義があります。

●血圧のお約束

高血圧は収縮期血圧**140**mmHg 以上かつ／または拡張期血圧**90**mmHg 以上をいいます（P.30・表参照）。収縮期血圧と拡張期血圧の分類が異なるところに属する場合は、**高い分類**のほうを選択します。

■ 血圧の分類

分類		収縮期血圧		拡張期血圧
正常域血圧	至適血圧	< 120	かつ	< 80
	正常血圧	120 〜 129	かつ / または	80 〜 84
	正常高値血圧	130 〜 139	かつ / または	85 〜 89
高血圧	Ⅰ度高血圧	140 〜 159	かつ / または	90 〜 99
	Ⅱ度高血圧	160 〜 179	かつ / または	100 〜 109
	Ⅲ度高血圧	≧ 180	かつ / または	≧ 110
	（孤立性）収縮期高血圧	≧ 140	かつ	< 90

日本高血圧学会高血圧治療ガイドライン作成委員会 編：高血圧治療ガイドライン2014．日本高血圧学会，東京，2014 より引用

循環器が正常に働くための条件

心臓や血管、血液に異常がないことです。「心臓に異常がない」とは、心臓の刺激伝導系や筋肉に異常がない、ということです。

心臓は常に全力で動いているわけではありません。心臓の余力のことを「予備力」といいます。予備力は、全身の組織・器官・系統がもっています。心臓の予備力は、心拍数でいうと安静時（何回でしたか？）の約3倍、1回心拍出量（何mLでしたか？）は約2倍です。

心臓だけでがんばると、いざというときの予備力を使えなくなるので、循環血液量を増やしたり、心臓の容積を増やしたり、心臓の筋肉を肥大させたりして、1回心拍出量を増やす工夫もしています。

心臓の負担を表す数値

心拍出量は、心拍数×1回心拍出量で表します。

血圧は、心拍出量×末梢血管抵抗で表します。

心仕事量は、血圧×心拍数で表します。

つまり、心拍数、心拍出量、末梢血管抵抗が上昇すると、心臓の負担が増えることになります。そして、循環障害の治療の基本は、心仕事量を軽減することです。

循環障害の治療は、原因がはっきりしていて、そこに治療法があれば原因療法を行います。原因がはっきりしなかったり、治療法がなかったりする場合は、薬物療法・食事療法・安静療法などの対症療法が行われます。

2　血管系

動脈血・静脈血、動脈・静脈

循環器が苦手な人が多い理由の1つは、紛らわしい言葉が多く出てくるからです。整理していきましょう。

まずは動脈と動脈血、静脈と静脈血の関係についてです。

静脈は、心臓が血液を受け取るときに使う心

房につながる血管です。動脈は、心臓が血液を送り出すときに使う心室につながる血管です。次は血液についてです。動脈血は、肺で酸素と二酸化炭素を交換した、酸素をたくさん含んだ血液のことです。色は明るい赤です。静脈血は、全身で酸素を使って、二酸化炭素を代わりにもらった血液のことです。色はどす黒い赤です。

つまり、動脈と動脈血、静脈と静脈血は関係のない話なのです。

● 右心系

右心系の循環経路は、心臓の隣にある肺に血液を送る役割から、「肺循環」または「小循環」といいます。全身からの血液を受け取る右心房につながる血管を大静脈（頭と腕方面からは上大静脈、腹部や下肢からは下大静脈）、肺に向けて血液を送り出す右心室につながる血管を肺動脈といいます。

右心系では、肺動脈が静脈血を、肺静脈が動脈血を運びます。

● 左心系

左心系の循環経路は、遠く身体の隅々まで血液を送る役割から、「体循環」または「大循環」といいます。肺からの血液を受け取る左心房につながる血管を肺静脈、全身に向けて血液を送り出す左心室につながる血管を大動脈といいます。

左心系では、動脈が動脈血を、静脈が静脈血を運びます。

■ 肺循環と体循環

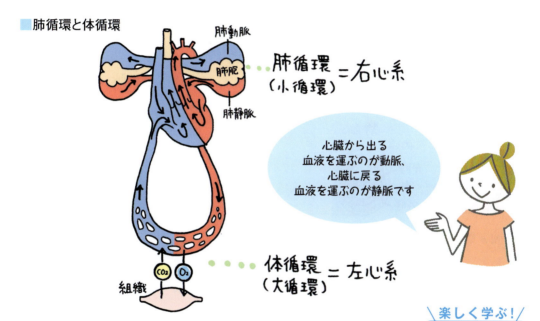

心臓から出る血液を運ぶのが動脈、心臓に戻る血液を運ぶのが静脈です

楽しく学ぶ！解剖生理column

全身の血管の長さと血液の流れるスピードって、どれくらいなの？

私たちの体中にはりめぐらされた血管の総長（一直線につないだ場合）は、約10万kmになります。長さ約10万kmといわれてもまったくピンとこないかと思いますが、これは地球を約2周半した長さに相当するんです。そんな長さのある私たちの血管の中を流れる血液は、大動脈で約1m/秒、下大静脈で15cm/秒という速さで体中を駆けめぐっています。体循環を最短で約20秒、肺循環をわずか3〜4秒で1周し、全身だと約50秒で1周する速さです。

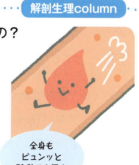

全身もピュンッと50秒で1周！

血管の構造

動脈も静脈も心臓と同じく3層構造になっています。内側から**内膜・中膜・外膜**です。

●動脈の中膜

同じ動脈の中膜でも、心臓に近いほうと遠いほうでは材料が違います。近いほうは**弾性線維**がメインで、遠いほうは**平滑筋**がメインです。

ちなみに急性大動脈解離の場合は、内膜にできた傷から血液が入り込み、**中膜**が裂けて2枚になります。

●静脈の弁

静脈は逆流すると、使用後の血液が組織に戻ってしまいます。それを避けるために、逆流防止の弁として**静脈弁**がついています。末梢静脈になるほど、弁の数は増えます。また、静脈内の流れには勢いがほとんどないので、骨格筋の収縮がかなり役に立っています。この働きを**筋ポンプ機能**といいます。

脳の動脈

脳を栄養している血管は、**左右の内頸動脈**と**左右の椎骨動脈**の4本です。内頸動脈は、脳の中まで入っていって眼動脈や**前大脳動脈**、**中大脳動脈**に分岐します。椎骨動脈は、後頭部から大孔を通ると合流して1本になり、**脳底動脈**とよばれます。

その後、左右の後大脳動脈に分岐します。この前・中・後大脳動脈は前交通動脈と後交通動脈によってつながっているので、脳の血流の左右差がなくなるのです。この動脈の輪を**ウィリス動脈輪**といいます（P.84参照）。

■血管の構造

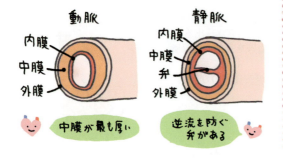

■脳底動脈

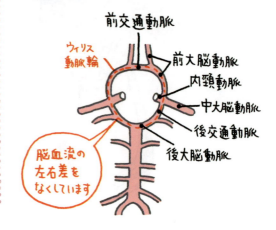

② リンパ系と胎児循環

循環器としてのリンパ系

リンパという言葉を聞いたことがない人は少ないでしょう。リンパ(lymph)の語源はギリシャ語の「水道」です。木でいう樹液という意味もあります。

リンパの役割は、組織中に余った**組織液（水分）＝間質液の回収**と、腸管から吸収した**脂肪を細かくしながらゆっくり血液に混ぜる**ことの2つです。脂質が混ざったものを「リポ◯◯」とよびます。リポとリンパは響きが似ていますね。両方とも流れていると覚えてしまいましょう。

右リンパ本幹は右の横隔膜より上のリンパを、**それ以外の部分**はすべて**胸管**が回収し

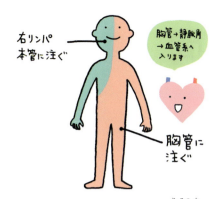

ます。胸管は、左右の内頸静脈と鎖骨下静脈の合流点である**静脈角**に開口し、リンパは血管系に入ります。基本的に、リンパはいったんリンパ節に集められてから本管に集められます。

リンパは静脈と似た構造をとります。中膜に平滑筋が含まれないので、収縮してリンパ液を送ることはできません。静脈と同じように**筋ポンプ**の力を借りています。同じく**逆流防止弁**も備わっています。とことん静脈と仲よしなのです。

リンパ管は静脈に吻合するというところがよく試験で問われるポイントです。

リンパ節で組織液中の異物を除いて、必要時には**リンパ球**を混ぜています。ですから、病気になったときにリンパ節が腫れるというのは、病気と闘うためにリンパ球をたくさん出そうとリンパ節ががんばっているからなのです。

胎児循環

臍静脈は胎盤からの栄養分や酸素に富んだ**動脈血**を胎児に供給する血管です。胎児循環のなかで最も酸素を多く含みます。母体からすぐに使える状態で血液が送られてくるため、肝臓（門脈）を経由せずに、下大静脈に吻合します。この部分を**静脈管**、カタカナで**アランチウス管**といいます。

臍動脈は胎児が使った血液を母体に戻す血管です。そのため中に流れているのは**静脈血**です。なぜ動脈と静脈の名前が逆転しているかというと、**胎児がメイン**で考えているからです。胎児の心臓に戻る血管は静脈です。胎児の心臓から使い終わった血液が出ていく血管は動脈ということになります。臍動脈と臍静脈を比べると、**臍静脈**のほうが太いです。

臍動脈は**2本**、臍静脈は**1本**というのも、よくテストに出ます。赤ん坊の顔に書いてあるんですよ。

また、胎児のときは肺が機能していないので、肺循環はしなくていいことになります。肺に循環しないで血液は直接右心房から左心房に流れます。心房の間の壁に**卵円孔**という穴が開いているのです。さらに肺動脈からの血流は**動脈管（ボタロー管）**を通って直接大動脈に流れ込みます。

■胎児循環

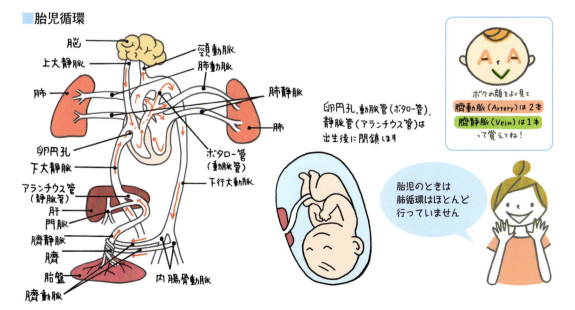

テスト&国試対策

循環器の国試過去問

最後に実力試し！
循環器の国試過去問にチャレンジ！

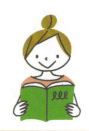

Q 胸管で正しいのはどれか。

1. 弁がない。
2. 静脈角に合流する。
3. 癌細胞は流入しない。
4. 主に蛋白質を輸送する。

（第104回午前26）

解答 2
解説
1. × リンパ管は静脈と似た構造をとり、逆流を防止する弁がある。
2. ○ P.25で確認しよう。胸管は、鎖骨下静脈と内頸静脈の合流点（静脈角）で静脈に合流する。
3. × がんの転移には「血行性転移」「リンパ行性転移」があり、血液はもちろん、リンパ液にもがん細胞は流入し、その流れに乗って遠隔転移する。
4. × リンパ系は、組織中に余った組織液（間質液）と、腸管から吸収した脂肪を輸送している。

Q 左心室から全身に血液を送り出す血管はどれか。

1. 冠状動脈
2. 下大静脈
3. 肺動脈
4. 肺静脈
5. 大動脈

（第103回午前24必修）

解答 5
解説 心房・心室やそれにつながる血管と流れる血液については、形を変え、繰り返し問われている頻出問題である。第100回では、必修問題で「全身に動脈血を送り出すのはどれか」（答え＝左心室）が問われている。
1. × 冠状動脈は、心臓を栄養する血管である。
2. × 下大静脈は、全身から右心房に戻る血液を運ぶ血管である。
3. × 肺動脈は、右心室から肺へ血液を送り出す血管である。
4. × 肺静脈は、肺から左心房に戻る血液を運ぶ血管である。
5. ○ 大動脈は、左心室から全身に血液を送り出す血管である。

　P.31にある「動脈は、心臓が血液を送り出すときに使う心室につながる血管」であることを思い出せば、2と4が違うことはすぐわかる。

Q 心臓の自動的収縮について正しいのはどれか。

1. 運動神経で促進される。
2. 興奮を伝える刺激伝導系がある。
3. ペースメーカーはHis〈ヒス〉束である。
4. 中脳の血管運動中枢による支配を受ける。

(第103回午前29)

解答 2

解説 1. × 心臓は、自律神経支配である。
2. ○ 心臓には、電気的興奮を伝える刺激伝導系があり、周期的に収縮・拡張を繰り返すことで、全身に血液を送り出している。
3. × 第97回でも出題されているが、正常心拍の歩調とり（ペースメーカー）は、洞房結節である。
4. × 血管運動中枢は延髄にあり、これは血管の収縮を調節して血圧をコントロールしている。心臓の自動的収縮については、同じく延髄にある心臓促進中枢と心臓抑制中枢の支配を受けている。

Q リンパ系について正しいのはどれか。

1. リンパ管には弁がない。
2. 吸収された脂肪を輸送する。
3. 胸管は鎖骨下動脈に合流する。
4. リンパの流れは動脈と同方向である。

(第101回午前27)

解答 2

解説 1. × リンパ液の逆流を防ぐために、半月状の弁がある。
2. ○ 小腸で吸収した脂肪はリンパ管に入り、胸管を通して静脈血と混ざる。
3. × 左上半身および左右下半身のリンパからなる胸管は、左の内頸静脈と鎖骨下静脈の合流点である静脈角に開口し、そこからリンパは血管系に入る。
4. × リンパは静脈のように、組織中の余った組織液（間質液）を回収しつつ、身体の末梢から中心へと向かう。

Q 胎児で酸素飽和度の最も高い血液が流れているのはどれか。

1. 門脈
2. 臍動脈
3. 臍静脈
4. 下大静脈

(第98回午前18)

解答 3

解説 3. ○ 1. 2. 4. ×
胎児は肺呼吸ではなく、母体の胎盤につながっている臍動・静脈でガス交換を行っている。そのため、酸素飽和度は胎盤からの動脈血が胎児へ流れ込む臍静脈で最も高く、胎児から胎盤へ静脈血が流れ込む臍動脈で最も低い。

循環器の国試過去問

Q 動脈で正しいのはどれか。

1. 骨格筋の収縮は動脈の血流を助けている。
2. 内膜、中膜および外膜のうち中膜が最も厚い。
3. 逆流を防ぐ弁が備わっている。
4. 大動脈は弾性線維が乏しい。

(第97回午後5)

解答 2

解説
1. ×　骨格筋の収縮圧により血流をつくっているのは、中膜が薄い静脈である。
2. ○　中膜はおもに平滑筋、弾性線維で組成され、中・小動脈では平滑筋が発達しており、中膜が最も厚い。
3. ×　静脈では、骨格筋の収縮圧とともに、逆流を防止する静脈弁を利用し、血液を心臓に送っている。
4. ×　心臓に近い大動脈は、急速な圧上昇に対応できるよう弾性線維に富む。

Q 心電図で矢印が表すのはどれか。

1. 房室伝導
2. 心室中隔伝導
3. 左室伝導
4. 脱分極

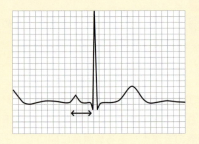

(第94回午後4)

解答 1

解説 1. ○　2.～4. ×
心電図上の矢印はPQ時間を示している。これは、心房筋の興奮の開始から心室筋の興奮の開始までの時間（房室間の興奮伝導時間）を表している。心室中隔伝導は、心室筋の興奮（脱分極過程）を表す波（心室内興奮伝導時間：心拍数で変動）であるQRS波で表される。

Q 心音で正しいのはどれか。

1. Ⅰ音は心室が拡張し始めるときに生じる。
2. Ⅰ音は僧帽弁と三尖弁とが開く音である。
3. Ⅱ音は心室が収縮し始めるときに生じる。
4. Ⅱ音は大動脈弁と肺動脈弁とが閉じる音である。

(第93回午後3)

解答 4

解説 4. ○　1.～3. ×
Ⅰ音は房室弁（僧帽弁・三尖弁）が閉じる音であり、心室が収縮を開始する際に生じる。Ⅱ音は、動脈弁（大動脈弁・肺動脈弁）が閉じる音であり、収縮した心室が拡張する際に生じる。

③ 消化器の解剖生理

食べる
食行動と消化・吸収

ここまでは、「息をする：呼吸のしくみ」、
「生きる：生命維持の原動力」というテーマで、
私たちの生命を維持するために常に働き続ける
呼吸器と循環器のお話でした。
ここからは、私たちが日常生活のなかで、
生きていくために不可欠な営みに関する
身体のしくみと働きについてお話ししていきます。
まずは、生きるための栄養素・水分を体内に取り込み、
供給する行動「食べる」について、
その中心となる消化器のしくみと働きとともに
お話ししましょう。

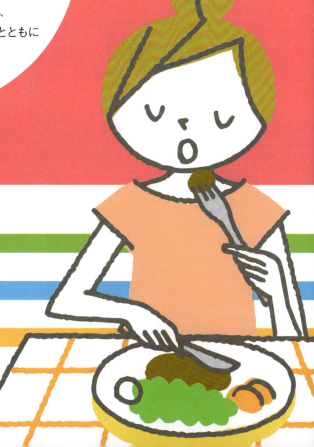

CONTENTS

まずはポイントをつかもう！
消化器の解剖生理 …………………… 38

看護ケアにつながる！　機能からみる解剖生理
食べる―食行動と消化・吸収― ……… 43

テスト&国試対策
消化器の国試過去問 ………………… 52

> まずはポイントをつかもう!

消化器の解剖生理

はじめに消化器の解剖生理をイラストで確認しましょう!
本文でわからない部位名称があったときにもここに戻ってね。

消化器の構造と機能

- 消化器は、口腔から肛門までの1本の消化管と、それに付属する肝・胆・膵からなる。
- 口腔で咀嚼された食物は、食道を通過し胃で吸収される状態に分解される(化学的消化)。
- 分解された食物は小腸で血液・リンパ中に吸収され、脈管系(血管系・リンパ系)へと送り込まれる。

■ 消化器系の構造

消化管は、口、咽頭、食道、胃、小腸(十二指腸、空腸、回腸)、大腸(盲腸、結腸、直腸)からなる。消化管の付属器としては、歯、舌、唾液腺、肝臓、胆嚢、膵臓がある。食道は、気管の後ろに位置し、咽頭から胃にいたるまでの食物を胃に導く通路である

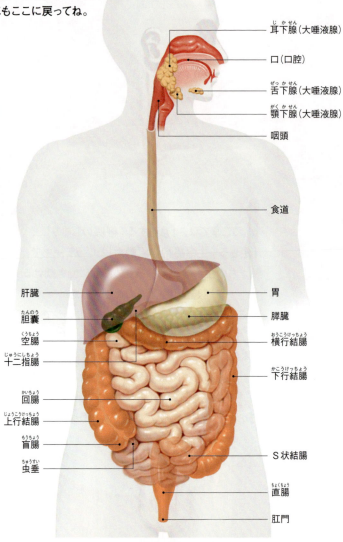

耳下腺(大唾液腺)
口(口腔)
舌下腺(大唾液腺)
顎下腺(大唾液腺)
咽頭
食道
肝臓
胆嚢
空腸
十二指腸
回腸
上行結腸
盲腸
虫垂
胃
膵臓
横行結腸
下行結腸
S状結腸
直腸
肛門

■ 消化管壁の組織構造

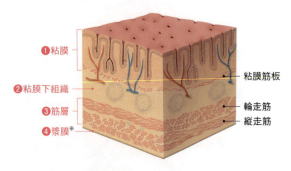

❶粘膜
❷粘膜下組織
❸筋層
❹漿膜※
粘膜筋板
輪走筋
縦走筋

※食道・十二指腸遠位部・盲腸などでは外膜という

消化管壁の構造と機能

- 消化管壁のおもな構造は、❶粘膜、❷粘膜下組織、❸筋層、❹漿膜である。
- 粘膜からは、消化酵素、粘液、消化管ホルモンなどが生成・分泌される。
- 粘膜下組織には、血管、自律神経、リンパ管が通る。
- 筋層は、内側から輪走筋、縦走筋に分かれる。このほか、胃では斜走筋がある(P.39 左下図)。
- 筋層は嚥下や蠕動などの機械的消化にかかわる。

食道の構造と機能

- 食道は、気管と心臓のうしろを通り、胃につながる約25cmの管腔臓器である。
- 口側から、頸部食道、胸部上部食道、胸部中部食道、胸部下部食道、腹部食道に分けられる。
- ❶食道入口部、❷気管・大動脈交叉部、❸横隔膜貫通部の3か所に生理的狭窄部がある。
- 食物が食道の下部に入ると、不随意的な蠕動運動が起こって胃に送られる。

胃の構造と機能

- 胃は、噴門、胃底部、胃体部、幽門前庭部、幽門に分けられる。
- 胃の容量は、およそ1.2〜1.6Lである。
- 幽門の開閉によって、食物の十二指腸への送り込みを調整している。
- 粘膜にある胃底腺は、1日に1〜2Lの胃液を分泌している。
- 胃液には、塩酸（胃酸）、ペプシン、粘液が含まれる。
- 胃液で分解された食物は、濃いクリーム状の物質（び粥）となり十二指腸へ送り出される。
- 胃液の分泌は、迷走神経で促進、交感神経で抑制される。
- 食物が胃内に入ると、胃粘膜からガストリンが血中に流れ胃腺を刺激して胃液分泌が促進される（胃相）。
- 食物が小腸に入ると、十二指腸粘膜から分泌されるセクレチン、コレシストキニンにより胃液分泌が抑制される（腸相）。

■ 食道の構造

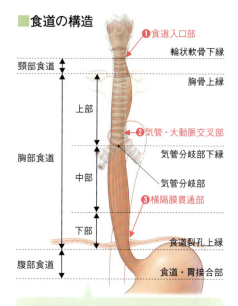

食道は頸部食道、胸部食道、腹部食道の3つの領域に分けられ、❶食道入口部、❷気管・大動脈交叉部、❸横隔膜貫通部に狭窄がある

■ 胃の構造

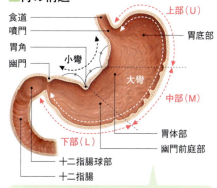

『胃癌取扱い規約』では、胃の大彎および小彎を3等分し、上部（U：Upper）、中部（M：Middle）、下部（L：Lower）の3領域に区分される

■ 胃壁の構造

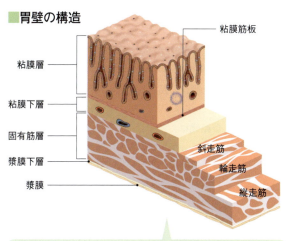

- 胃壁は、内側から粘膜（M）、粘膜下層（SM）、固有筋層（MP）、漿膜下層（SS）、漿膜（S）の5つの層に分かれている
- 筋層には、平滑筋が斜走、輪走、縦走して重なっており、これらの働きにより胃の蠕動運動が行われる

■ 胃底腺の構造

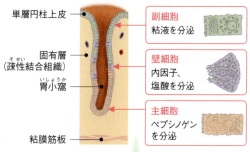

壁細胞と主細胞は協調して働き、1日1〜2Lの胃液を分泌している

小腸の構造と機能

- 小腸は、長さ約6〜7mの管腔臓器で、十二指腸、空腸、回腸からなる。
- トライツ靱帯は、十二指腸・空腸曲を後腹膜に固定する平滑筋組織である。
- バウヒン弁は、回腸の出口にある括約弁で、消化物の逆流を防いでいる。
- 小腸粘膜には、絨毛でおおわれたひだがあり、吸収面積を大きくしている。
- 絨毛には、毛細血管とリンパ管があり、脂肪、糖質、アミノ酸、ビタミン、カルシウム、鉄などの栄養素を吸収する。
- 小腸では、おもにデンプンを分解した糖質やタンパク質(アミノ酸)が吸収される。
- 脂肪は中性脂肪となり、リンパ行性に全身を循環する。
- 吸収はおもに小腸上部で行われる。

■ 小腸の構造

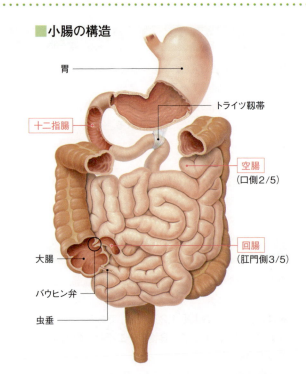

■ 小腸粘膜の構造

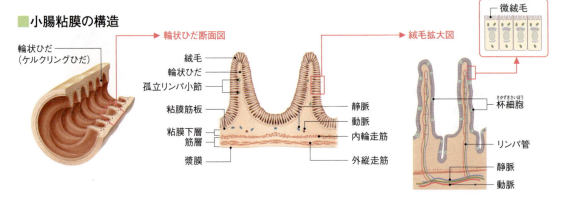

■ 大腸の構造

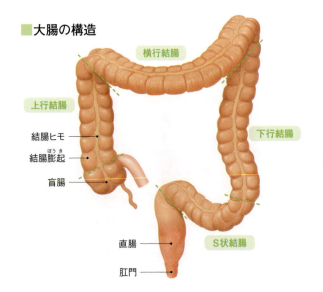

大腸の構造と機能

- 大腸は、長さ約1.5mの臓器で、盲腸、結腸、直腸、肛門管からなる。
- 結腸は、上行結腸、横行結腸、下行結腸、S状結腸からなる。
- 上行結腸と下行結腸は後腹膜で固定されているが、横行結腸とS状結腸は腸間膜をもっており、腹腔内で可動性を有する。
- 大腸の粘膜には絨毛がなく、粘液を出す多くの細胞により水分とナトリウムの吸収だけが行われる。

肝臓の構造と機能

- 肝臓は、右上腹部の横隔膜直下に位置している。
- 腹部最大の臓器で、重さは男性で約1,300g、女性で約1,200gである。
- **右葉**・**左葉**は、解剖学的には**肝鎌状間膜**を境に、機能的には胆嚢床と下大静脈を結ぶ**カントリー線**によって分けられる。
- 一般にS_1〜S_8まで8つの区域に分けられる。大きくは**右葉前区域**、**右葉後区域**、**左葉外側区域**、**左葉内側区域**の4つに分けられる。
- 最も重要な機能は、**門脈**から**中心静脈**に向かう血液と**肝細胞**との間で行われる**代謝**である。
- **アンモニア**を**尿素**に変える**解毒**作用をもつ。
- **胆嚢**に貯蓄される**胆汁**を1,500〜2,000mL/日分泌する。

肝小葉の構造と機能

- 肝臓は、**肝小葉**とよばれる小さな構造単位が、数百万個集合してできている。
- 門脈や肝動脈の末端の枝である**小葉間門脈**・**小葉間動脈**は、グリソン鞘から肝小葉内に流入し、肝細胞が索状に並んでいる**肝細胞索の間**(**類洞**)を通り、**中心静脈**へ注ぐ。
- 血液は肝小葉の類洞に流れ込み、そこでさまざまな物質のやりとり(代謝)が行われる。
- **肝細胞**(**肝実質細胞**)が肝臓の約90%を組成し、さまざまな物質の代謝・解毒機能や、胆汁の生成機能を果たしている。

■ 肝臓の構造

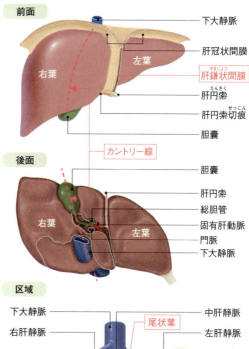

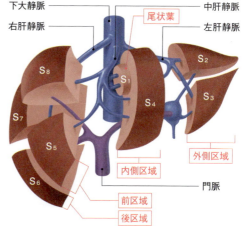

■ 肝小葉と微細構造

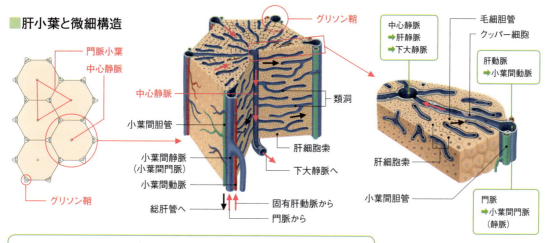

肝細胞から分泌された胆汁は、毛細胆管を経て小葉間胆管に入り、肝管➡総肝管➡胆嚢に入り、濃縮・貯蔵される。コレシストキニンの分泌により胆嚢収縮➡胆汁が胆嚢管➡総胆管➡十二指腸へ流入

胆道の構造と機能

- 胆道は、胆管と胆嚢からなる。
- 胆嚢は、頸部、体部、底部に分けられる。
- 胆道は、肝臓と十二指腸をつなぐ胆汁の排出経路である。
- 胆汁は肝臓でつくられ、胆嚢で濃縮され、肝管、総胆管を経て、ファーター乳頭（にゅうとうかいこう）開口部から十二指腸内に排出される。
- 胆汁は、脂肪を乳化（にゅうか）させ、リパーゼの消化作用を受けやすくするとともに、リパーゼ自体も活性化させる。

胆道の構造

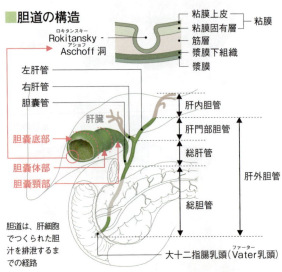

胆汁の排出経路と作用

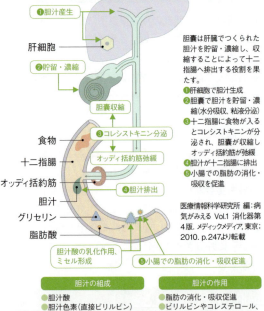

医療情報科学研究所 編：病気がみえる Vol.1 消化器第4版. メディックメディア, 東京; 2010. p.247より転載

膵臓の構造と機能

- 膵臓は、頭部、体部、尾部に分けられる。頭部が十二指腸にC字にはまり込んでいる。尾部は脾臓に接する。
- 膵液を生成する外分泌部と、ホルモンを分泌する内分泌部（ランゲルハンス島）からなる。外分泌部が約90%を占める。
- 膵液に含まれる膵酵素には、タンパク質分解酵素であるトリプシン、糖質分解酵素であるアミラーゼ、脂肪分解酵素であるリパーゼがある。
- ランゲルハンス島では、インスリン、グルカゴン、ソマトスタチンなどのホルモンが産生される。
- 主膵管は総胆管と合流しファーター乳頭を経て、副膵管は副乳頭を経て、それぞれ十二指腸へ開口する。
- 膵液は、重炭酸塩を大量に含み、弱アルカリ性で、胆汁とともに胃内容物を中和する。
- 血糖を下げるインスリンと血糖を上昇させるグルカゴンの分泌により、血糖を調節する。

膵臓の構造

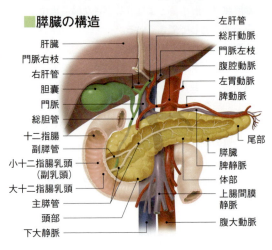

インスリンを分泌する部位の構造

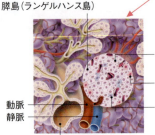

肝臓や全身の筋肉、脂肪組織の糖・タンパク・脂質代謝の調節に重要な働きをしているインスリン（ペプチドホルモン）は、膵島（ランゲルハンス島）に分布するB（β）細胞でつくられ、血液中に分泌されている

外分泌細胞
膵液中にトリプシノゲンなどのタンパク質分解酵素（膵酵素）を分泌する

B（β）細胞 インスリンを分泌
A（α）細胞 グルカゴンを分泌
D（δ）細胞 ソマトスタチンを分泌

内分泌細胞
ホルモンを産生・分泌する

看護ケアにつながる！
機能からみる解剖生理

食べる ─食行動と消化・吸収─

"食べる"ことに関する看護ケアはとても重要です。
まず、みんな大好きな"食べる"ことから、みていきましょう！

「食べる」ことの目的は何でしょう。端的に言えば、私たちは「生きる」ために食べたり飲んだりしています。生理学的に言えば、生命活動の維持に必要不可欠な栄養素・水分を供給する行動です。私は食べることが大好きなので、まずはこの「食べる」という行動から勉強していきましょう。

「食べる」を大まかに分ける

「食べる」を大まかに分けると、次の5つに分けられます。
❶食欲がわく。
❷食物を口に運ぶ。
❸食物を噛んで飲む。
❹食物を消化し、栄養素、水分を吸収する。
❺栄養素、水分を使う。

これらの過程がすべてできて、はじめて「食べる」という行動が達成されます。

食べることに対する看護とは、これらの過程が順序よくできているかどうかを分析して、各過程ごとに援助の必要性について判断し、援助につなげることです。また、食べるという行動と離れている経管栄養や点滴も、食べるという行動に含め、その差を埋めるのも看護の役割といえます。

さらに細かく、今度は解剖生理学的に下図の❶〜❺の順でみていきましょう。

■食べる"過程"と"関係する臓器"

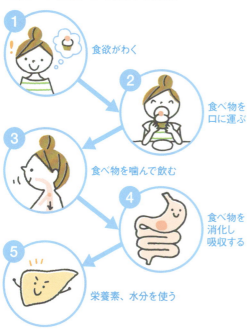

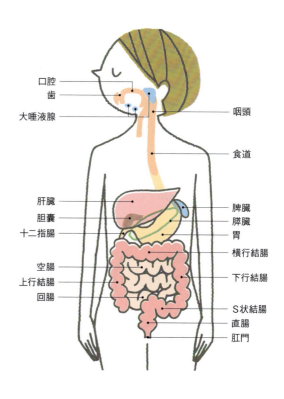

1　食欲がわく

　まず、**食欲のおおもと**について勉強しておきましょう。私たちの身体をコントロールしているのは**脳**です。その脳の一部分、**視床下部**というところで食欲はコントロールされています。視床下部は、生物としての**本能的行動**の中枢：**食欲**中枢、**体温調節**中枢、**飲水**中枢、**性**中枢がある部位です。このような本能的行動（食べる・飲む・寝る・性行動）を視床下部と**大脳辺縁系**が担っています。興味がわいたら解剖生理学の教科書をみてみましょう。

　食欲がわく・収まるという感覚は、視床下部にある**空腹中枢**（食欲がわくほう）と**満腹中枢**（食欲を抑えるほう）の働きでコントロールされています。空腹中枢が壊れると食欲がわかずやせ細り、満腹中枢が壊れると食欲が止まらず太ります。

　この2つの中枢を刺激するシステムは、すべてが明らかになっているわけではありません。ここでは有力な説のみ挙げます。

　私たちの身体は、食べた物を**エネルギー**や身体をつくる**細胞の材料**にして生きています。ということは、食べなければ**命が危なく**なるのです。私たちは、食べた物の一部を血液の中に**糖分**として吸収し（血液の中のグルコースは**血糖**といいます）、おもにその糖分をエネルギー源として動いています。血糖が少なくなってくると、お腹がすいたという感覚が起こり、それを満たすために食べたり飲んだりします。これらの感覚がなくなってしまうと、食べたり飲んだりする行動がなくなり、命が危なくなってしまいます。

　基本的に食べないと命が危ないので、空腹中枢は一定のレベルで働き続けようとします。変動するのは満腹中枢の働きです。食べることによって血糖が上がると、満腹中枢が働き、空腹中枢の働きを抑えるのです。

　食べた後、血糖を細胞レベルで使うために分泌される**インスリン**という**ホルモンは食欲を抑える**作用ももっています。しかし、インスリンは血糖をエネルギーとして使う働きのほかに、余った**血糖を脂肪に変えて**貯めておく作用ももっています。ということは、インスリンが出すぎると太ってしまいます。一時期話題になった低インスリンダイエットは、インスリンが出すぎないように食べ物の種類や量を調節する方法のことを指します。インスリンが出すぎている状態が続くと、インスリンの効きが悪くなって（**インスリン抵抗性**といいます）、血糖がうまく使えなくなり、**糖尿病**になる可能性もあります。

■**食欲をコントロールするところ**

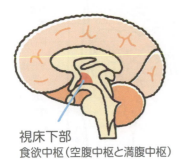

視床下部
食欲中枢（空腹中枢と満腹中枢）

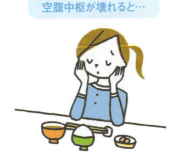

空腹中枢が壊れると…

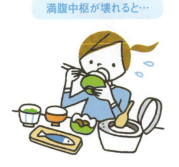

満腹中枢が壊れると…

■ 食欲に関係するホルモン

"やせ"ホルモン
レプチン
● 空腹中枢の働き↓
● 交感神経の働き↑

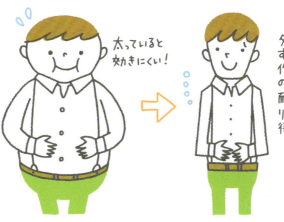

生活リズムを整えるわけ
―リバウンドの秘密―

　看護を考えるうえで、よく出てくるのがこの「生活リズムを整える」という考え方です。何となく生活リズムが崩れると不健康なイメージがあるので、食欲も落ちそうな感じがしますが、これは解剖生理学的に説明がつくのです。

　前述の血糖やインスリンのほかに、食欲に関係するホルモンは多数存在します。脂肪細胞からはレプチン（leptin、「やせる」という意味のギリシャ語が語源）が分泌され、空腹中枢の働きを抑えます。このレプチンは交感神経（活動する際に働く神経）にも働きかけ、脂肪が増えるのを抑えてエネルギー消費を増やす働きもあります。これは、太りすぎると動けなくなってしまうため、体型をある程度キープする目的で分泌されると考えられており、現在、肥満解消薬としての期待が高まっています。

　しかし、働きだけをみるとすばらしいホルモンですが、誰にでも効くわけではないのです。体脂肪の多い肥満の人はレプチンの効きが悪くなってしまう（レプチン抵抗性といいます）ことがわかっています。つまり、太っている人には効きにくいということです。ある程度やせればレプチン抵抗性は改善されるのですが、これがすぐに改善するかというとそうではなく、少し時間差があるようなのです。

　そのため、ダイエットで体重が減ってもレプチンの食欲を抑える作用がすぐには戻らないので、食欲は亢進したまま、という状態が一時的にできてしまうのです。この食欲に屈してしまうと、いわゆる「リバウンド」を招くのですが、このピンチを強い意志で乗り越えることができれば、そのうちレプチン抵抗性は改善し、食欲を抑えるように働きます。ここまで来れば、自然に食べすぎたりしなくなってかなりラクになってきます。

別腹への誘惑

　グレリン（ghrerin）は、おもに胃から分泌されるホルモンで、食欲を増し成長ホルモンの分泌を促進する作用（GH-releasing peptide が由来）をもっています。

　「甘いものは別腹」という誘惑に負けてしまうのも、グレリンの作用により「おいしいものを食べることで得られる快楽」を欲求してしまうからではないかといわれています。また、胃の調子が悪いと食欲がなくなるのは、胃から分泌されているグレリンの分泌低下による影響もあると考えられています。

　このグレリンは、レプチンとは逆の働きをし、打ち消し合うような関係で食欲のバランスをとっていると考えられています。この食欲のバランス

を安定させるには、レプチンの働きを鈍らせないよう、太りすぎを予防することが肝心なのですが、「睡眠」や「規則正しい生活」も大きなカギとなることが最近の研究でわかってきました。

コロンビア大学の研究では、7～9時間眠る人と比べて、4時間以下しか眠らない人は73％も肥満になりやすいという発表がありました。ちなみに、5時間程度でも50％、6時間でも23％、それぞれ太りやすいという結果でした（対象1万8,000人、32～59歳）。

この結果にスタンフォード大学の研究結果を合わせると、睡眠時間と食欲との関係がわかってきます。5時間眠る人は8時間眠る人に比べて、血中のグレリンが14.9％も多く、レプチンの量は15.5％も少なくなるのです。ですから、起きているとグレリンが増えて食欲が増し、レプチンが減って食欲を抑えることができなくなるのです。まさに、つい食べてしまうという表現がピッタリです。ホルモンのせいだったのですね。

十分な睡眠をとり、規則正しい生活をすることが、ホルモンのバランスをとって食欲のコントロールをつけていくことにつながっていくのです。患者さんに十分な睡眠と規則正しい生活を送ってもらうように援助していくのは、こんなねらいもあるのです。このように、食欲と脂肪と血糖の増減はとても複雑に絡み合っているのです。

体調が悪いと食欲がなくなるわけ

体調が悪いと、病気と闘うために自律神経（生きるために働く神経）のうちの交感神経（活動するために働く神経）が働き、血糖を上げる作用のあるホルモン（糖質コルチコイドやアドレナリン、ノルアドレナリンなど）を分泌して、病気と闘う準備を始めようとします。

食べなくても血糖が上がるので、お腹が減らなくなるのです。体調が悪いと食欲がなくなるのは、こんな理由もあると考えられています。糖尿病の人が感染症にかかると、食べていないのに血糖が上がってうまくコントロールできなくなります。これをシック・デイといいます。このような場合には、普段より注意して症状を観察する必要があります。

ほかにも、十二指腸から分泌されるコレシストキニン・パンクレオザイミンは消化を助ける方向に働くホルモンですが、同時に空腹中枢を抑える働きがあると考えられています。

そのほかの食欲に関係すること

口の中に食べ物を入れて噛むと、唾液が分泌され、それを飲み込むことによる口腔の動きや、味わうことによる味覚の刺激も満腹中枢を刺激して食欲は収まります。ガムを噛んでいる

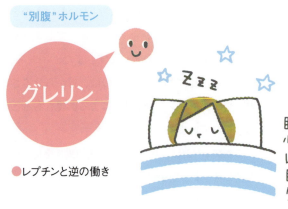

"別腹"ホルモン
グレリン
● レプチンと逆の働き

睡眠時間が少ない人のほうがレプチン↓グレリン↑に！睡眠や規則正しい生活が大切

これはグレリンのしわざ！つい食べてしまうオソロシさ！

と空腹感が収まるのは、このような理由からです。

　胃の伸び縮みも、空腹中枢と満腹中枢を刺激します。

　食べ物の**見た目**やおいしそうな**香り**、**食感**や**舌触り**も、その人の**記憶**と照合されて空腹中枢を刺激します。その逆であれば、満腹中枢を刺激して食欲はなくなります。このため、食欲がないと訴える人の食事は、見た目や香り（環境からくる**臭い**も含む）・形（大きさや固さ）に、より気をつける必要があるのです。

　食欲の秋といいますが、秋になると**気温が下がる**ため、ほとんどの動物は栄養を蓄えて餌の獲れなくなる冬に備えようとします。人間にもそのなごりが残っているので、気温が下がると食欲が増し、暑いと食欲が減る傾向にあります。

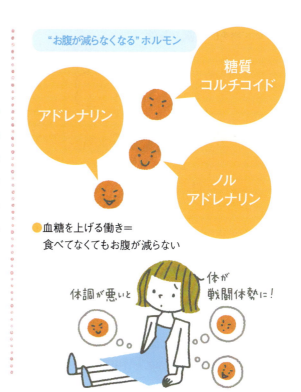

"お腹が減らなくなる"ホルモン
- アドレナリン
- 糖質コルチコイド
- ノルアドレナリン

● 血糖を上げる働き＝食べてなくてもお腹が減らない

体調が悪いと体が戦闘体勢に！

② 食べ物を口に運ぶ

　みなさんは普段何気なく食べ物を口に運ぶことができます。それは、**手が自由に動く**からと、**手の位置が目を閉じていてもわかる**からです。この動作ができなくなったらどうなりますか？

　身体の動きに関して命令を出すのは、やはり脳がメインになります。脳を横から見ると、真ん中あたりに1本の溝があります。これが**中心溝**という**脳の役割**が分かれているしわです。そこから**前のほうが身体を動かす役割**をもっています。**中心前回**とよびます。

　中心前回から出た命令は、背骨を通る太い神経：**脊髄**のお腹側（**前根**）を通って身体各部に伝えられます。この**意識的**に大まかに身体を動かす命令系統を**錐体路**とよびます。脳の血管が詰まったり、破れて出血したりして中心前回や命令の通り道に障害が出ると、身体が思いどおりに動かなくなる**運動麻痺**が起こります。

　身体を動かす際に、錐体路の大まかな動きだけでは、箸を使って食べ物を口に運ぶまでの**細かな作業**はできません。もう一系統、身体を動かすための命令の通り道があるのです。細かな作業をするためには、脳が動きの微調整をするために錐体路への命令といっしょに命令を出しているのです。この**動きの微調整をする**命令系統を**錐体外路**とよびます。この2つの命令系統がそろって、はじめて食べ物をうまく口に運ぶことができます。

　今度は手の位置がわかるかどうかです。普通は目を閉じていても、自分の手がどこにあるか、指の形がどうなっているかわかります。これは、**位置覚**といって、手の位置や指の形を**脊髄**の背中側（**後根**）を通して中心溝の後ろ側、**中心後回**で感知しています。

　ここに障害が起こると、自分が今どんな姿勢で

■ 食べ物を口に運ぶ条件

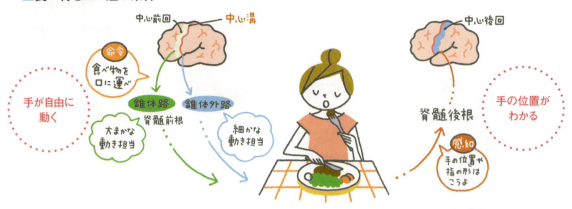

いるのかわからなくなり、手がどこにあるのかもわからない知覚麻痺が起こります。目が見えている状態であれば、視覚を使って姿勢を立て直すことができますが、視覚に頼れなければ手を使って口に食べ物を運ぶことは困難になります。

このように何気なく行っている「食べ物を口に運ぶ」という動きは、実に複雑な工程を経て行われているのです。この工程に問題が起こって、食べ物がうまく口に運べなくなっても、どこまでならできるのかを見きわめましょう。できるところまではやってもらって、どうしてもできないところを援助します。自分の力で食べているという思いが、どれだけ患者さんの力になるのかを理解しましょう。

③ 食べ物を噛んで飲む

ここから少し難しい話になります。初学者は覚えられなくて当然ですが、国家試験を受ける前までには頭に入れなくてはならない脳神経の話です。

食べ物が口に入ると、口の周りの筋肉を締めて、口を閉じます。これは脳から出ている顔面神経を伝って命令が行きます。顔面神経に障害があると、口を閉じることができずに食べ物やよだれが口から出てきます。

次は噛む作業です。噛む筋肉は、脳から出ている三叉神経を使って動かします。前歯で食べ物を切って、奥歯ですりつぶすのですが、食べ物が口の中のどのあたりにあるかという感覚を脳に伝えているのが舌咽神経と迷走神経で、その情報を元に舌を動かして、すりつぶすために奥歯周辺に食べ物を送り込み、すりつぶした食べ物をのどの奥に運ぶように、脳からの命令を舌の筋肉に伝えるのが舌下神経です。舌咽神経や迷走神経の麻痺があると、自分の舌がどこにあるのかうまくつかめないため、食べ物といっしょに自分の舌を噛んでしまうことになります。

のどまで食べ物が来ると、その情報が舌咽神経を使って脳に伝えられ、飲み込むためにのどの筋肉を動かす命令が舌咽神経や迷走神経を使って伝えられます。この動作は無意識に「嚥下反射」として行います。飲み込むときには呼吸をするときの通り道を閉じる必要があります。閉じるための蓋を「喉頭蓋」といいます。この喉頭蓋を閉じる動作も反射として無意識に行います。高齢者はこの閉じる動作が遅れ気味になるので、よくむせるようになります。

■ 噛んで飲み込むときに働く脳神経

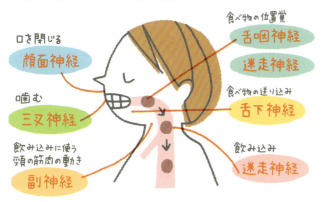

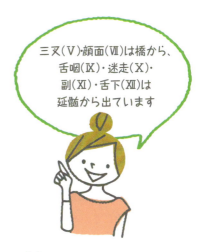

また飲み込む際には、のどの筋肉だけではなく、首（解剖学的には頸と書きます）も動かしています。上を向いて食べ物を飲み込もうとすると、かなり飲み込みにくいはずです。飲み込みやすくするために、自然と頭を前に倒す動作をします。この頭を動かしている筋肉は頸にあります。頸の前の筋肉は、胸の骨「胸骨」と「鎖骨」でつくられる「胸鎖関節」と下あごの「えら」の部分「乳突部」を結ぶ筋肉で、「胸鎖乳突筋」といいます。頸の後ろの筋肉は、よく「肩がこった」という部分の筋肉で**僧帽筋**といいます　column　。この2つの筋肉の動きを調節して、頭を飲み込みやすい角度に傾けているのです。この動きの命令を頸の筋肉に伝えるのが**副神経**です。

食べ物は、食べ物の通り道「**食道**」を通るときに、食道の**蠕動運動**によって胃まで強制的に運ばれます。逆立ちしても、食べ物や飲み物が飲み込めて**逆流しない**のは、このためです。食道から食べ物が胃に入るときに、胃の入り口「**噴門部**」が開いて、胃に入ったら閉じます。この蠕動運動と噴門部への命令を脳から送る神経は**迷走神経**です。

このように、口の中に食べ物を入れてから飲み込んで胃に送るまでの動作は、脳神経の命令をさまざまな神経を通して口やのど、頸に伝えて飲み込んでいるのです。特に舌咽神経、迷走神経、副

■ 食べた物を運ぶ蠕動運動

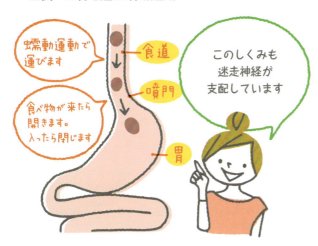

\ 楽しく学ぶ！／
解剖生理column

僧帽

僧帽と名前がつく身体の部位は2か所あります。肩の**僧帽筋**と、心臓の**僧帽弁**です。この2つの僧帽の名前の由来は違うところからきています。

肩の僧帽筋は、僧帽筋の下のラインが、**外国の尼僧**（シスター）のかぶる**布の肩のライン**と重なるため、といわれています。

心臓の僧帽弁は、やはり**外国の僧侶**がかぶる**帽子の形**（ドラクエの僧侶の帽子）と似ているため、といわれています。

神経、舌下神経は脳の延髄から出ています。延髄には食べ物を飲み込んだり（嚥下反射）、飲み込めない場合に戻したり（嘔吐反射）、内臓の動きに関する中枢があるのです。ということは、延髄に障害が出ると、食べ物を飲み込むのに障害が出るということです。

④ 食べ物を消化し、吸収する

本書は『看護につながる解剖生理』なので、くわしい解説は教科書にまかせて、"消化と吸収を助ける看護的な考えとかかわり"について進めていきます。

食べた後にお腹がいっぱいになったら、たいていの人は眠気を催します。消化をするのに消化管を動かすためと、吸収した栄養素を肝臓に運んで身体で使えるように処理をするために、血液が大量に必要になるのです。

どうするかというと、自律神経のうちの副交感神経（休むときに働く神経）の働きで、手足の筋肉に行く血液をカットし、脳や心臓の働きを抑えて、浮いた分の血液を消化管に回して調達するのです。

これらの効果により頭の働きが鈍くなり、食後は眠くなりますが、食べた後すぐに横になってしまうと、胃の中の食べ物が食道方面に逆流して、胃酸で食道がただれます。これを逆流性食道炎といい、胸焼けが起こります。

これを防ぐためにはどうすればいいでしょう。食後に横にならなければいいのですが、それは神経の働きに逆らっていることになり、かえってストレスです。休む場合は、食道に逆流しないように、上体を起こして休むようにしましょう。起こしておく時間ですが、胃に入った食べ物や飲み物が、幽門（胃の出口）から十二指腸にすっかり出ていくまでには4〜6時間もかかります。これでは待っている間に眠気が覚めてしまいます。そのため、逆流しやすい液状のものが出ていくまでの時間、10〜30分程度上体を起こしていれば、逆流は防げます。流動食（液状の食事）後に休ませる時間を考えるうえで必要な知識です。起こす角度は、おしりが痛くならない30度程度にしておきましょう。それより低いと逆流防止になりません。

お腹がいっぱいで苦しいとき、どうすれば早く楽になると思いますか？　胃が満タンの状態にあるから、胸が押し上げられて苦しいと感じるので、食べた物を胃の中から十二指腸に早く出してあげればいいのです。胃の出口は右側を向いているので、右を下にして休めば早く楽になります。前述のとおり、頭を低くして仰向けで寝ると胸焼けの原因になります。

さきほど教科書におまかせした消化・吸収についてですが、消化・吸収で看護にできることは、ゆっくり過ごしてもらうことくらいです。と、

■消化と吸収を助ける体位

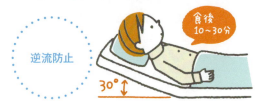

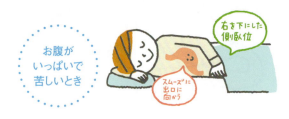

いってしまっては話が終わってしまうので、もう少し役に立つ話をしましょう。

消化は、食べ物を細かく砕くところから始まります。口で砕かれた食べ物は、食道を通って胃に運ばれます。胃の中で塩酸やタンパク質分解酵素と混ぜられ、さらに細かくされた食べ物は、十二指腸で胆汁やアルカリ性の膵液と混ざることにより、塩酸を中和して、さらに膵液の強力な分解酵素により、吸収しやすい栄養素にまで分解されます。

一般的には消化・吸収の主役は胃のイメージですが、実際に胃が行っているのは細かく砕く消化の役がメインです。本当の消化・吸収の主役を担っているのは十二指腸、空腸、回腸で構成される小腸です。大腸に比べ細いので小腸と名前がついてしまっていますが、働きは大腸よりもずっと大きいのです。

食べた物が小腸を通って大腸につくころには、栄養素をほとんど吸いとられたカスになっています。大腸で行うのは、残った水分と腸内細菌によってつくられたビタミンの吸収くらいです。

■ 消化・吸収の主役

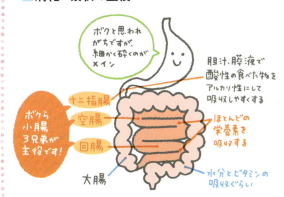

5 栄養素、水分を使う

吸収した栄養素は有効に使ってこそ意味があるのです。胃や小腸、大腸で吸収した栄養素（大部分の脂質を除く）やビタミン、電解質は、血液の中に入って、肝臓に入る門脈に集められ、肝臓に運ばれます。

肝臓は、吸収した栄養素を自分の身体に合ったものにつくり替える臓器です。そのつくり替える作業を「代謝」といいますが、肝臓は代謝のスペシャリストです。

肝臓の働きを助けるには、肝臓にたくさんの血液を回して、代謝に必要なエネルギーを確保してあげることが重要なポイントになります。動いたりして、余計なところに血液を使わせないようにします。つまり、安静が守れるように援助するのが、肝臓の障害をもつ人への看護になります。

肝臓に障害がある患者さんが、ベッド上で座って読書をしています。安静が守れていると一般的には思われますが、座っているということは、肝臓の血流量を少なくしてしまっているのです。肝臓よりも低い位置に腹部と両足があるので、肝血流量は横になって寝ている場合と比べて、約30％も低くなっています。肝臓の働きを助けるために、ぜひ横になって安静にするように、根拠からお話しできるといいですね。

■ 代謝のスペシャリスト：肝臓

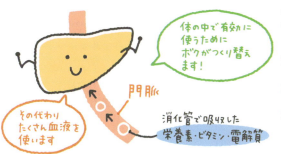

テスト&国試対策

消化器の国試過去問

最後に実力試し！
消化器の国試過去問にチャレンジ！

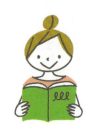

Q ホルモンと主な分泌臓器の組合せで正しいのはどれか。

1. ガストリン ―――― 肝臓
2. セクレチン ―――― 十二指腸
3. ソマトスタチン ―― 回腸
4. コレシストキニン ― 胆嚢

（第103回追加試験午前30）

解答 2

解説
1. ×　ガストリンは、食物が胃内に入ってくると、胃粘膜（くわしくは幽門部にある幽門腺のG細胞）から分泌され、胃底腺の壁細胞からの胃酸の分泌を促進する。
2. ○　セクレチンは、胃液で酸性になった食物が十二指腸に入ることが刺激になり、十二指腸粘膜から分泌され、胃酸の分泌を抑制する。
3. ×　ソマトスタチンは、おもに膵臓のD細胞から分泌され、膵臓から分泌されるインスリンやグルカゴンの分泌も抑制する。
4. ×　コレシストキニンは、脂肪やタンパク質分解産物が十二指腸に入ることが刺激になり、十二指腸粘膜から分泌され、胃液の分泌を抑制する。

Q 胃の主細胞で分泌されるのはどれか。

1. 塩　酸
2. 内因子
3. ガストリン
4. ペプシノゲン

（第103回追加試験午後30）

解答 4

解説
1. ×　塩酸（胃酸）は、胃底腺の壁細胞から分泌される。
2. ×　内因子は、同じく胃底腺の壁細胞から分泌される。内因子は、ビタミンB_{12}の吸収に関与しており、胃切除後はこの内因子の不足によるビタミンB_{12}吸収障害から貧血になるおそれがある。
3. ×　前問の解説のとおり、ガストリンは幽門腺のG細胞から分泌される。
4. ○　ペプシノゲンは、胃底腺の主細胞から分泌され、塩酸によりペプシンに変えられ、タンパク質を分解する。

Q 脂肪を乳化するのはどれか。

1. 胆汁酸塩
2. トリプシン
3. ビリルビン
4. リパーゼ

（第102回午前27）

解答 1
解説
1. ○ 脂肪は十二指腸で胆汁酸によって乳化される。
2. × 膵液中のトリプシンはタンパク質を分解する酵素である。
3. × 脾臓で破壊された赤血球からできるビリルビンは腸肝を循環し、尿や便の色素となる。
4. × 膵液中のリパーゼは、脂肪を脂肪酸とグリセリンに分解する。

Q 小腸からそのまま吸収されるのはどれか。
2つ選べ。

1. グルコース
2. スクロース
3. マルトース
4. ラクトース
5. フルクトース

（第102回午後82）

解答 1、5
解説
1. 5. ○ 小腸からそのまま吸収できるのは単糖類だけである。グルコース、フルクトース、ガラクトースがそれにあたる。
2〜4. × 二糖類である。

Q 食欲を促進するのはどれか。

1. 温熱環境
2. 胃壁の伸展
3. レプチンの分泌
4. 血中遊離脂肪酸の上昇

（第98回午後21）

解答 4
解説
1. × 温熱環境にいることは、摂食にて熱産生量が上がることと似たような状態のため、食欲は低下してしまう。
2. × 胃壁の伸展は、胃が内容物（食物）で満たされることで起こる。
3. × 脂肪細胞から分泌されるレプチンは、空腹中枢の働きを抑制し、交感神経を刺激し、エネルギー消費を増やす。
4. ○ 体脂肪が分解され血中の遊離脂肪酸量が上がるとともに、血中のグルコースが減少する。そのため、遊離脂肪酸が空腹中枢を刺激し食欲を促進させる。

---

3 消化器の解剖生理 食べる

> 楽しく学ぶ！
> 解剖生理column　番外編

ちょっと耳より⁉
解剖学の勉強が楽しくなるためのコツ！

解剖生理学を学ぶにはまず部位の名称を覚えなくては始まりません。
でも、ただ暗記するだけの学習は楽しくありません。
そこで、ここではちょっとした覚えるコツを紹介しましょう。

解剖学用語を覚えるコツ

●解剖学用語には、その文字に意味があるものが多いので、意味を考えてみると見当がついてくるものも多いでしょう。見当がつけば、覚えるのもラク！

> 「○○筋」だったら、筋肉
> 「○○神経」だったら、神経
> 「○○突起」だったら、周囲よりも出っ張っているところ
> 「○○窩」だったら、周囲よりくぼんでいるところ
> 「○○胞」だったら、袋状のもの

その漢字の意味は、部位の形態を表しています。まさしく"名は体を表す"ですね。

骨・筋の名称を覚えるコツ

●骨や筋は場所、形、働きに関係した名前が多いことに着目して覚えるのがコツです。
●筋は、いくつもの筋が重なっていることが多く、たいてい小さい筋が下（深部）に、大きい筋が上（表面）にあることを覚えましょう。
●大きな筋が上にある＝長い筋が上にあることとなり、一般に遠くの骨を動かす筋が上、近くの骨を動かす筋が下にあることとなります（注：例外もあります）。
●上記を意識して、P.70の全身の骨格やP.73の全身の筋肉を参照してみましょう。わかりにくい場合、P.75の骨の名前やP.76〜78の身体の動きでも、わかりやすく説明していますので読んでみましょう。

血管の名称を覚えるコツ

●動脈を中心に覚えるのがコツです。なぜなら、静脈は動脈といっしょに走っている「伴静脈（深静脈）」だからです。
●静脈の大半は動脈と同じ名前がついているので、「動」を「静」に置き換えればOK。置き換えられない静脈だけ覚えましょう。
●上肢（腕）や下肢（足）の動脈は走行から名づけられたものが多く、頭や体幹の動脈は行き先によって名づけられていることが多いことも押さえておきましょう。
●上記を意識して、P.21の全身のおもな動脈、全身のおもな静脈を参照してみましょう。

内臓の名称を覚えるコツ

●臓器ごとに働きが異なるため、言葉の意味より、「どんなものか」という定義をしっかり理解するしかありません。つまり、言葉の意味を考える必要はあまりないということになります。

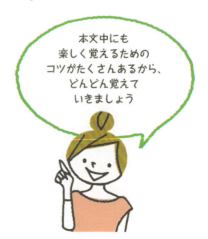

> 本文中にも楽しく覚えるためのコツがたくさんあるから、どんどん覚えていきましょう

〈参考文献〉山田安正：解剖学と仲よくなろう. EN 学生版 1994年冬号：1994.

4 腎泌尿器、代謝系の解剖生理

出す

排泄行動

私たちの身体は、
食べた物をすべて消化し吸収できるわけでは
ありません。
栄養素として消化・吸収できなかったものは、
身体にとって不要なもの（ゴミ）として
捨てなければなりません。
そこでここでは、
身体内のゴミを捨てる排泄行動
「出す」について、
腎泌尿器、代謝系のしくみと働きとともに
お話しします。

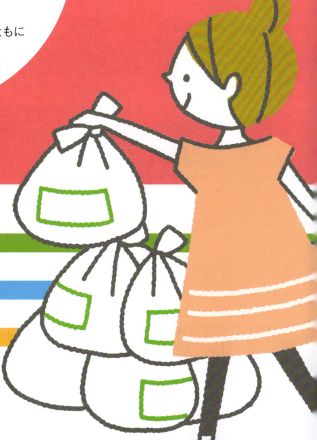

CONTENTS

まずはポイントをつかもう！
腎泌尿器、代謝系の解剖生理 ……… 56

看護ケアにつながる！　機能からみる解剖生理
出す─排泄行動─ ……………………… 60

テスト＆国試対策
腎泌尿器、代謝系の国試過去問 ……… 67

> まずはポイントをつかもう！

腎泌尿器、代謝系の解剖生理

はじめに腎泌尿器、代謝系の解剖生理をイラストで確認しましょう！
本文でわからない部位名称があったときにもここに戻ってね。

腎臓・尿管・膀胱の構造と血管系

- 腎臓は、後腹膜に位置する左右一対の実質臓器である。
- 脊柱の両側、第12胸椎～第3腰椎の高さにあり、右腎は肝臓があるため左腎より約2cm低く位置する。
- 重さは120～150g、長さ約10cm、幅約6cm、厚さ約3cmのソラマメ型をしている。
- 腎血管系は、腹大動脈から出る左右一対の腎動脈に始まり、腎門部（ソラマメ型の凹んだ部分）から腎臓に入る。心拍出量の約1/5が流入する。
- 腎門部では、腹部前方からみて腎静脈（V）、腎動脈（A）、尿管（U）の順に並ぶ。

■腎泌尿器の全体像

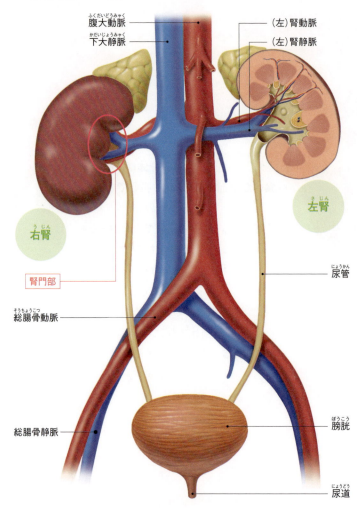

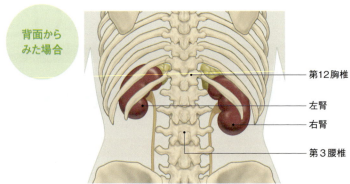

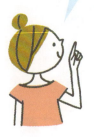

右側には大きな肝臓があるため、右腎のほうが少し位置が低いのが特徴です

腎臓の構造と機能

- 腎臓は中心部から、腎盂、髄質、皮質に分けられる。
- 髄質には、ヘンレ係蹄(ヘンレループ)、集合管の大部分、近位尿細管、遠位尿細管の一部がある。
- 皮質には、腎小体、近位尿細管、遠位尿細管の一部がある。
- 腎臓の機能には、❶代謝産物の排泄、❷細胞外液量や浸透圧の調節、❸水・電解質代謝の平衡維持、❹酸・塩基平衡の調節、❺内分泌機能などがあり、体液の恒常性(ホメオスタシス)を維持する。

■ 腎臓の構造

■ 腎皮質・髄質

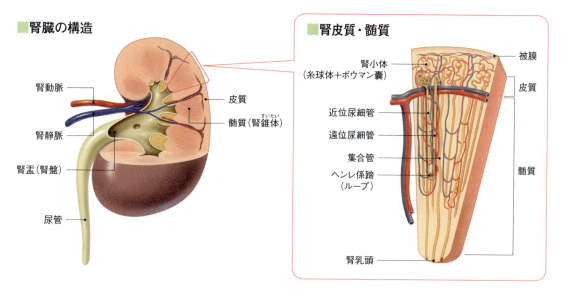

■ ネフロンの構造

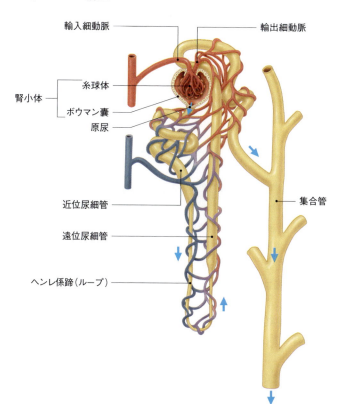

ネフロンの構造と機能

- 腎小体と、これに続く1本の尿細管で構成される腎臓の構造上・機能上の単位をネフロンという。
- 一側の腎臓に約100万個のネフロンが存在する。
- 腎小体は、毛細血管網である糸球体と、それを包むボウマン嚢からなる。
- 尿細管は、近位尿細管、ヘンレ係蹄、遠位尿細管からなる。
- 尿細管上皮には、さまざまなイオン交換系、チャネルが存在し、水・電解質の移動に重要な役割を果たす。
- ネフロンのおもな機能は、糸球体での血漿の濾過、および尿細管での濾液の再吸収と分泌作用であり、最終的には腎盂・尿路系へ尿として排泄することである。

腎泌尿器、代謝系の解剖生理　4　出す

糸球体の構造と機能

- 糸球体には、輸入細動脈と輸出細動脈が出入りする。
- 糸球体は、毛細血管壁から血液成分の濾過を行う。糸球体で濾過されたものを原尿といい、1日約150〜160L生成される。
- 原尿は、尿細管で99%が再吸収され、実際に尿として排出されるのは約1.5Lである。また、不要な物質（尿酸、アンモニア）は尿細管に分泌される。
- 糸球体外メサンギウム細胞・傍糸球体細胞（顆粒細胞）・緻密斑をあわせて傍糸球体装置という。
- 糸球体の傍糸球体装置の顆粒細胞からはレニンという酵素が分泌される。
- レニン—アンジオテンシン—アルドステロン系は、腎臓で調節される全身血圧の昇圧系である。

■糸球体の構造

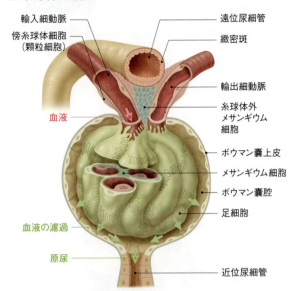

■傍糸球体装置とレニンの分泌

- 糸球体外メサンギウム細胞・傍糸球体細胞（顆粒細胞）・緻密斑をあわせて傍糸球体装置という
- 緻密斑は糸球体濾過量（GFR）を調整する

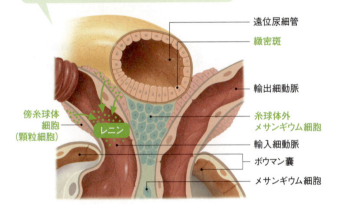

■尿の生成

遠位尿細管：ナトリウム、水が再吸収される

集合管：原尿の1%が尿として排泄される

近位尿細管：原尿の80%が再吸収され（水、ナトリウム、ブドウ糖、アミノ酸など）、アンモニアや水素イオンは分泌される

ヘンレ係蹄（ループ）：水、塩素、ナトリウムが再吸収される

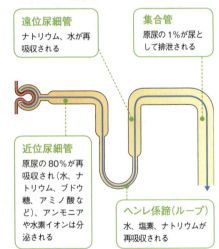

■膀胱の構造

膀胱内部には多数のヒダがあり、伸縮性に富んでいて、尿量により容積が変化する

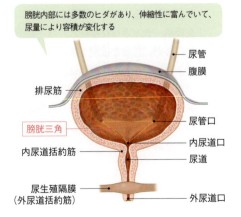

膀胱の構造と機能

- 膀胱は、骨盤腔内で恥骨の後方にある袋状の臓器である。
- 尿生殖隔膜の上に乗り、男性では直腸・精囊・精管の前面、女性では子宮・腟の前面にある。
- 容量は約400〜500mL（最大約800mL）。
- 膀胱壁は、粘膜と平滑筋層、外膜（上面は漿膜）からなる。
- 左右の尿管口と内尿道口を頂点とする領域を膀胱三角という。
- 膀胱壁と内尿道括約筋（平滑筋）は自律神経系の制御を、外尿道括約筋（骨格筋）は体性神経系の制御を受けている。
- 腎臓で生成された尿は、尿管を通って膀胱に貯留される（蓄尿）。

排尿のしくみ

- 尿の排泄は、大脳皮質の最高位排尿中枢、橋の上位排尿中枢、脊髄の下位排尿中枢の調整により行われる。
- 蓄尿により膀胱壁が伸展すると、壁内の感覚受容体が刺激され、おもに骨盤神経を介して仙髄に伝達される。
- ついで、脊髄反射性に下腹神経を介して膀胱（排尿筋）の弛緩、内尿道括約筋の収縮が起こる（蓄尿反射）。同時に陰部神経が刺激され、外尿道括約筋は収縮し、貯留した尿の漏れを防ぐ。
- さらに蓄尿量が増え、約150〜300mLになると膀胱壁の伸展・内圧が高まり、大脳皮質（最高位排尿中枢）で尿意を感じる。
- その結果、脳幹（橋）の上位排尿中枢が興奮し、骨盤内臓神経を介して膀胱壁（排尿筋）が強力に収縮する。同時に、下腹神経と陰部神経の遠心性線維の活動性が抑制され、内・外尿道括約筋が弛緩して排尿が起こる（排尿反射）。

■ 排尿のしくみ

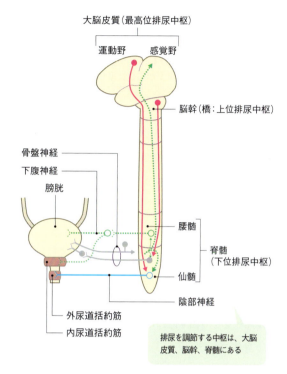

排尿を調節する中枢は、大脳皮質、脳幹、脊髄にある

排便のしくみ

- 肛門管の周囲には、内肛門括約筋、外肛門括約筋があり、排便を調整している。
- 糞便は、水分を吸収され濃縮しつつ下行結腸からS状結腸に溜まり、これが固形便として直腸に降りてくると、直腸壁が伸展し、直腸内圧が高まる。
- 直腸壁の伸展や直腸内圧の上昇が、求心路である骨盤神経を介して、❶大脳に伝わり、便意が起こる、

❷脊髄にある下位排便中枢に伝わり、遠心路である骨盤神経や陰部神経を介して肛門括約筋が弛緩する（排便反射）。

- 排便時に、外肛門括約筋が随意的に弛緩されると同時に、外尿道括約筋も弛緩が起こり、排尿作用を起こさせる。両括約筋とも、陰部神経に支配されているためである。

■ 直腸の構造

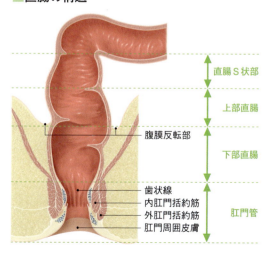

■ 排便のしくみ

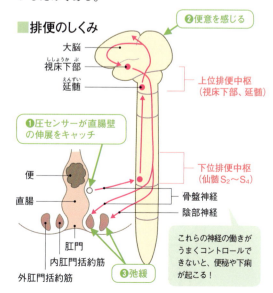

> 看護ケアにつながる！
> 機能からみる解剖生理

出す ―排泄行動―

当然、食べたら出さなければなりません。
ぱっと、便が思い浮かぶかもしれませんが、一口に排泄といっても"出す"方法もいろいろあります。

　食べたら出しましょう。というわけで、今度は排泄する目的です。人間に限らず、ほぼすべての動物は食べたら排泄します。栄養素として食べ物をとり込んで、自分の身体で使えるようにする際には、必ずといっていいほど**ゴミが出る**からです。

　ブドウ糖からエネルギーをとり出す際には**水**と**二酸化炭素**が、**アミノ酸**からエネルギーをとり出す際には**アンモニア**が、**脂肪**からエネルギーをとり出す際には**ケトン**が出ます。

　身体の中で、**これ以上処理しきれないもの**は、ゴミとして**外に出す**ことが必要になります。外に出せない状態が続くと、身体の中が**ゴミだらけ**になって、正常な働きをじゃましはじめるのです。つまり、「**生きる**」ことが**難しく**なってきます。

　ここでは、この「出す」という行動について勉強していきましょう。

　「出す」を大まかに分けると、次の5つに分かれます。
❶ゴミを回収する。
❷呼吸で捨てる。
❸尿として捨てる。
❹便として捨てる。
❺その他の捨て方で捨てる。

　これらの工程がすべてできて、はじめて「出す」という行動が達成されます。

　出すことに対しての看護とは、これらの工程ができているかどうか、患者さんの身体を**観察**し、**検査結果**と照らし合わせながら**状態を評価**して、**援助**につなげることです。対処しきれなければ**医師につなげる**ことも必要です。

　さらに細かく、今度は解剖生理学的にみていきましょう。

■ "出す" 方法

❶ゴミを回収する
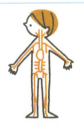

❷呼吸で捨てる
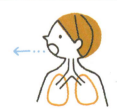

❸尿として捨てる
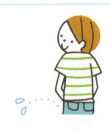

❹便として捨てる
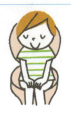

❺その他の捨て方で捨てる
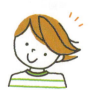

① ゴミを回収する

体内のゴミの回収は誰がやっているのでしょうか。それは血液です。血液は、全身の細胞に必要な物質を届けると同時に、ゴミを回収して回っています。ゴミの種類によってゴミ処理場が決まっているので、回収されたゴミはそれぞれの種類に応じたゴミ処理場に運ばれ、捨てられます。

この回収能力を上げるには、全身の血流をよくしてあげればいいのですが、どうすればいいのでしょう。血流が悪くなる原因を取り除けばいいのです。

血流が悪くなる原因としては、気温の低さがあげられます。手先や足先の血流が悪くなれば、ゴミの回収効率も落ちます。人間が快適と感じる環境にすれば、血流もよくなります。これが至適環境といわれるもので、一般に冬は20〜22℃、夏は25〜27℃が至適温度とされますが、個人差がみられ、年齢や育った環境、衣服や寝具の状態、湿度などの条件によって微調整が必要になります。

というわけで、患者さんの環境を整えましょう、とよくいわれるのです。病室の室温は、病院で空調管理してくれているので、おおむね至適温度になっています。看護で行うのは、衣服や掛け物を調節したり、窓を開けて湿度を調節したりする微調整です。当たり前のことですが、とても大切なことなのです。

また、お腹が痛いなど、具合が悪いときには、交感神経が働いて（P.46「体調が悪いと食欲がなくなるわけ」参照）、分泌されたホルモンの作用により、手や足の血管が細くなり、血流が悪くなります。具合が悪い原因に応じた対処を速やかに行うことで、患者さんの苦痛が軽減され、血流をよくしてゴミの回収効率を上げることにもつながります。

■ 体の中の運び屋：血液

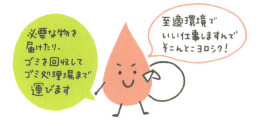

② 呼吸で捨てる

回収してきたゴミには種類があります。まず、液体から気体になりやすいゴミとなりにくいゴミに分けることができます。この気体になりやすいゴミが二酸化炭素です。

私たちが活動するときに使うエネルギーを得るときに、ブドウ糖を燃やし（酸素と結合させること）ますが（P.62 column）、そのときに燃えかす（ゴミ）として水と二酸化炭素が出ます。水はいろんなところで再利用できるのでいいのですが、二酸化炭素は体内に増えると身体が酸性に傾いて正常に働かなくなってしまうため（血液に塩酸を混ぜて流すイメージ）、捨てる必要があります。

体中の細胞が、酸素を使ってブドウ糖を燃やし、ゴミとして二酸化炭素を出します。二酸化炭素をそのまま運んでしまうと、身体があっという間

に酸性に傾いてしまうため、二酸化炭素と水を使って、**アルカリ性**の**重炭酸イオン**をつくります（$CO_2 + H_2O = HCO_3^- + H^+$）。こうして**酸**と**アルカリ**の**バランス**をとりながら、ゴミ捨て場である肺まで二酸化炭素を運ぶのです。

肺に到着した二酸化炭素は、空気中の二酸化炭素との**分圧差**（濃度差）を使って（高いほうから低いほうに流れる）、空気中に捨てられます（空気中の二酸化炭素の分圧 40mmHg に対して、血液中の二酸化炭素の分圧 46mmHg）。このときに、酸素を空気中から血液中にとり込んで、また細胞まで運んでいます（空気中の酸素分圧 100mmHgに対して、血液中の酸素分圧 40mmHg）。こうしてうまくゴミを捨てながら、必要な酸素をとり込むことを、一日中くり返しているのです。

しかし、このゴミ捨てがうまくいかない場合があります。**痰**や**腫瘍**、気道が**炎症**でむくんだときなどで、肺に**空気が出入りしにくい**状態になったときです。**観察**を通して、早めにこの状態を発見し、原因に応じて対処するのが、看護師の役割といえます。

■ 空気（肺胞気）中に二酸化炭素を捨てる

肺の中の肺胞で空気（肺胞気）中のCO₂との分圧差を利用して捨てます

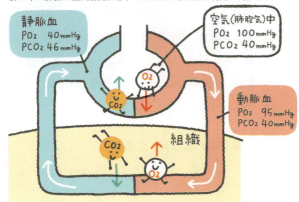

■ 二酸化炭素のゴミ捨て場

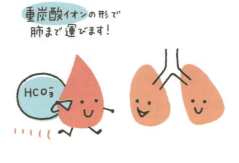

重炭酸イオンの形で肺まで運べます！

\ 楽しく学ぶ！ /
解剖生理column

クエン酸回路？　TCAサイクル？

前述のブドウ糖を燃やす作業は、**全身の細胞内**にある**ミトコンドリア**が行っています。

ブドウ糖は、ミトコンドリア内にある**クエン酸回路＝TCAサイクル**とよばれる「ブドウ糖をとても効率よく燃やすしくみ」に組み込まれて、酸素を消費しながら普通では**あり得ないくらいの量のエネルギー**を産み出します。

学校でこの学習をとてもくわしくやっていくうちに、結局クエン酸回路の目的って何だっけ？ということになりがちです。**目的は常に頭に置いて**考えるように心がけましょう。

■ TCAサイクル

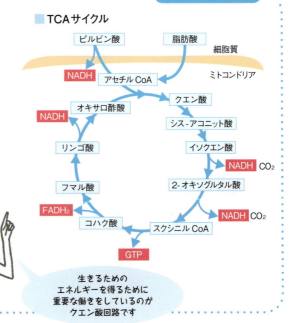

生きるためのエネルギーを得るために重要な働きをしているのがクエン酸回路です

③ 尿として捨てる

液体から気体になりやすいゴミの代表が二酸化炭素でした。今度は気体になりにくいゴミをどうするかについて勉強していきます。

気体になりにくいゴミの処理場

気体になりにくいゴミの代表がアンモニアです。タンパク質を分解すると、アミノ酸ができます。アミノ酸は身体に必要なタンパク質をつくるときに使われるほかに、エネルギー源として燃やしたり、糖や脂肪酸につくり替えることのできる、とても便利なものです。しかし、アミノ酸を燃やすとアンモニアができてしまいます。

アンモニアは、生物にとって毒なので、なるべく早く捨てなければなりません。とてもよく水に溶ける性質をもつので、そのまま捨てられればいいのですが、アンモニアのまま血液中に流すと、毒性がそのまま発揮されてしまうため、各細胞でできてしまったアンモニアは、各細胞でちょっと形を変えて処理場へと運ばれます。

その処理場が、代謝のスペシャリストである肝臓です。アンモニアを、肝臓にある「オルニチン回路（尿素回路）」に組み込んで「尿素」というという毒性の少ないものにつくり替えます。「尿」という漢字がついているので、尿をつくる腎臓で産生されるイメージがありますが、これはよくひっかけ問題として出題されるテストの山の部分なので、誤解しないようにしっかり覚えてください。

気体になりにくいゴミは、水に溶けやすいゴミと溶けにくいゴミに分けることができます。水に溶けやすいゴミは、そのまま尿として捨てることができますが、水に溶けにくいゴミは、肝臓に運ばれて、水に溶けやすいゴミに加工してから（肝臓ってスゴイ）、尿として捨てます。

ゴミの分別のスペシャリスト

こうしてみると、腎臓はゴミを尿として捨てるだけの臓器と思われがちですが、腎臓はゴミの分別のスペシャリストです。ゴミの中には多くの電解質が含まれていて、これらの電解質の多くはリサイクルできます。リサイクルできるものとできないものに分別して、ゴミを尿として捨てることができるのは腎臓だけです。さて、どうやって分別しているのでしょうか。

■ 気体になりにくいゴミ代表：アンモニア

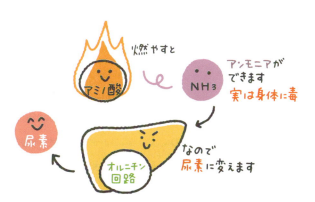

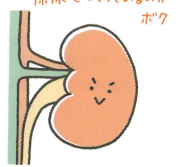

血液中の代謝物を濾過して原尿をつくっているのがボク

■ ゴミ分別：濾過・分泌・再吸収の流れ

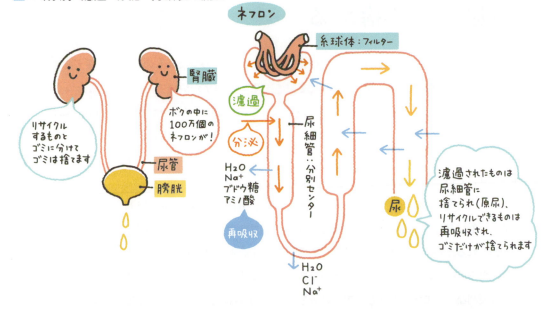

　ゴミを運んできた血液を、コーヒーや紅茶のように濾して分別しているのです。まず、腎臓の糸球体というフィルターで、血液から粒の小さいものを濾し出します。この働きを「濾過」といいます。この段階で、赤血球やタンパク質などの粒の大きなものは血液中に残って再び身体を回ります。

　このままでは、粒の大きなゴミは血液の中に残ったままになってしまうので、糸球体のフィルターは通らずに直接その先の尿細管に捨ててしまいます。この働きを「分泌」といいます。

　濾し出された尿の元（原尿といいます）の中には、水分やブドウ糖、アミノ酸、電解質など、粒の小さいものが入っています。原尿は、糸球体の次にある尿細管という分別センターで、リサイクルに回すものとゴミとして尿中に捨てるものに分別して、リサイクルに回すものを血液中に戻します。この働きを「再吸収」といいます。腎臓はこの「濾過」「分泌」「再吸収」の3つの働きで不要なゴミだけを尿として捨てているのです。

　さて、このことをどうやって看護に生かしましょう。腎臓の働きがおかしくなるということは、原尿の濾過や再吸収、分泌ができなくなるということです。フィルターである糸球体が壊れていれば、赤血球やタンパク質などの粒の大きなものが尿中に混ざることになり、分別センターである尿細管が壊れていれば再吸収や分泌ができずに、尿中にブドウ糖やアミノ酸が混ざり、血液中には分泌されるはずのゴミが多く残ったまま全身をめぐることになります。腎臓の障害の度合いは血液や尿を調べればわかるということです。

　ゴミは酸性物質なので、それが残ったままの血液は酸性に傾き、身体が正常に働かなくなってしまいます。さらに、ゴミが毒性をもっていると、身体に溜まって尿毒症という病気になります。

　腎臓に障害がある患者さんの看護も、肝臓の障害と同じように横になって安静にしてもらうのが基本になります。ただ、理由は肝臓と違います。腎動脈は腹部を縦に走る腹大動脈から両横に伸びているため、起きている状態では流れにくいのです。横になっていれば腎臓に血液が流れやすくなるのが、臥床安静の理由になります。

④ 便として捨てる

尿として捨てることができるゴミは、水に溶けやすいゴミでした。水に溶けにくいゴミはどうやって捨てましょう。水に溶けにくいゴミを水に溶ける性質につくり替える、ゴミの代謝はスペシャリストである肝臓で行われます。

肝臓で行われる代謝

例えば、古くなった赤血球は脾臓で壊され、赤血球の中身のヘモグロビンがヘムとグロビンというタンパク質に分解されます。グロビンはタンパク質なので、アミノ酸に分解されて利用されます。ヘムは、鉄分と色素であるビリルビンに分解されます。

このビリルビンは、リサイクルできないゴミになってしまうのですが、水に溶けない性質なので、そのままでは血液に混ざることができません。肝臓に行かないと捨てることすらできないので、ここは血液中のおもなタンパク質であるアルブミンとくっついて血液中に混ざり、脾静脈を通って門脈から肝臓に入ります。このように、間接的にしか血液に混ざることができないビリルビンを「間接ビリルビン」と覚えてください。実際はアルブミンごと測定されるために、間接的に算出することから間接ビリルビンと名付けられました。

肝臓に運ばれると、いよいよ水に溶ける性質につくり替えられて（この処理をグルクロン酸抱合といい、処理をされて直接血液に混ざることができ直接測定できるビリルビンを「直接ビリルビン」といいます）、使用済のコレステロールでつくった胆汁酸と混ぜられ、胆汁として胆嚢に蓄え濃縮されると、十二指腸に捨てられます。

尿・便の色の理由

この胆汁、捨てるといってもただ捨てるのではもったいないので、最後まで利用してから捨てます。ビリルビンは、もともと水に溶けずに油に溶ける性質で、肝臓で加工されて水に溶ける性質になったものです。これに元々リポタンパクであるコレステロール由来のゴミの胆汁酸を混ぜると、水と油を混ぜる（乳化といいます）のに便利なゴミになります。乳化はおもに胆汁酸の働きです。

胆汁がないと、脂肪は水に浮いてしまい、小腸の壁に直接触れることが難しくなり、吸収できずに消化不良を起こして下痢になってしまいま

■ビリルビンが捨てられるまで

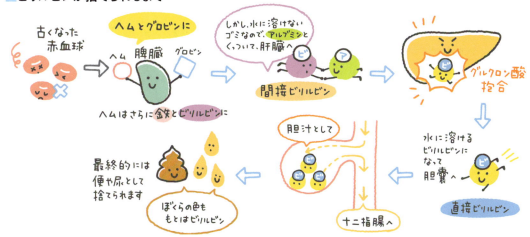

す。ちなみに便の茶色い色はこの胆汁の色です。ビリルビンは腸内細菌の働きでウロビリノゲンに変化して、小腸で一部が再吸収されて再び肝臓に戻り、今度は腎臓から尿として捨てられます。ということは、尿が黄色いのも、もとは胆汁の色ということになります。

　肝臓の機能が落ちたり、胆汁の通り道が詰まったりすると、胆汁が血液の中に逆流して、皮下や白目の部分に沈着します。これが黄疸とよばれる症状です。胆汁中に含まれる胆汁酸が、皮下の神経を刺激してかゆみが出ます。かゆみに対してどう対処すると収まるのかは、知っておくと実生活のうえでも便利です。冷罨法が対処法の一つとしてあげられますが、ほかにもどんな方法があるか調べてみると楽しいですよ。

便秘になると…

　さあ、まだ終わりません。ゴミの固まりである便が腸内に長くとどまると、腸内細菌がアンモニア（NH_3）をつくり始めます。アンモニアは肝臓で処理されるのですが、肝臓に障害がある場合は大変なことになります。毒物であるアンモニアが、処理されないまま血液の中に入って全身をめぐるのです。この結果、肝性脳症などの症状が出ます。したがって、肝臓に障害がある患者さんは、便秘にならないように援助する必要があるのです。

■ 肝臓に障害があると…

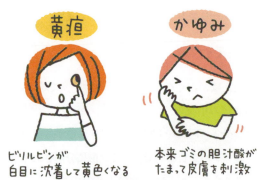

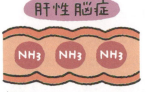

5　その他の捨て方

　身体の外から人体に有害な物質をとり込んでしまった場合は、髪の毛に混ぜて捨てたり、水に溶けにくいタイプのゴミを、皮脂といっしょに捨てたりもします。水分を汗として捨てる場合は、電解質もいっしょに捨ててしまうため、脱水に注意して観察します。

　脱水かどうかを判断する一つの目安は、安静時の脈拍数をみることです。体内の水分量が足りない場合は、心臓が回数で補おうとがんばるため、普段より脈拍数が上がるのです。

■ 脱水と脈拍数の関連

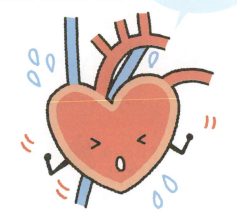

テスト&国試対策

腎泌尿器、代謝系の
国試過去問

最後に実力試し！
腎泌尿器、代謝系の国試過去問にチャレンジ！

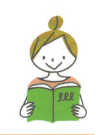

Q 黄疸で黄染を確認しやすい部位はどれか。

1. 歯
2. 毛 髪
3. 爪 床
4. 眼球結膜

（第103回午前12必修）

解答 4

解説 黄疸は、胆汁が血液の中に逆流して皮下や白目の部分に沈着することで、4の眼球結膜で比較的早期から観察される（4. ○）。
　爪床も黄疸によって黄色くなるが、別の原因（柑皮症など）でも黄色くなることがあるため、爪床の黄染だけで黄疸を確認することはできないことに注意する。

Q 血圧を上げる作用を持つのはどれか。
2つ選べ。

1. レニン
2. インスリン
3. カルシトニン
4. ソマトスタチン
5. ノルアドレナリン

（第103回午前82）

解答 1、5

解説
1. ○　腎臓から分泌されるレニンは、レニン−アンジオテンシン−アルドステロン系を介して、間接的に血圧を上昇させる（**下図**）。
2. ×　インスリンは、血糖降下作用をもつ。
3. ×　カルシトニンは、血漿カルシウム濃度を低下させる作用をもつ。
4. ×　ソマトスタチンは、消化管ホルモンやインスリン、グルカゴンなどのホルモンの分泌を抑制する作用をもつ。
※2〜4に昇圧作用はない。
5. ○　ノルアドレナリンは、血圧を上昇させる作用をもつ神経伝達物質である。

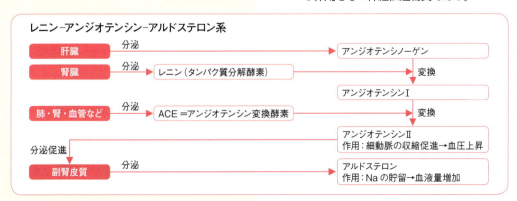

腎泌尿器、代謝系の国試過去問

Q ナトリウムイオンが再吸収される主な部位はどれか。

1. 近位尿細管
2. Henle〈ヘンレ〉のループ〈係蹄〉下行脚
3. Henle〈ヘンレ〉のループ〈係蹄〉上行脚
4. 遠位尿細管
5. 集合管

(第102回午前77)

解答 1
解説
1. ○ 水やNa$^+$などの約80％が近位細尿管で再吸収される。Na$^+$は近位細尿管で一番再吸収される。
2. 3. × 下行脚では水、上行脚ではNa$^+$・Cl$^-$が再吸収される。
4. × 水の透過性は低く、Na$^+$、Cl$^-$、Ca^{2+}を再吸収する。
5. × バソプレシンにより水、アルドステロンによりNa$^+$の再吸収が促進される。

Q 水・電解質の調節で正しいのはどれか。

1. 循環血漿量の減少はレニンの分泌を増加させる。
2. 抗利尿ホルモン〈ADH〉は尿浸透圧を低下させる。
3. 過剰な飲水は血中ナトリウム濃度を上昇させる。
4. アルドステロンは腎からのカリウム排泄を減少させる。

(第99回午前26)

解答 1
解説
1. ○ 循環血漿量の減少により血圧低下が生じることで、傍糸球体装置が刺激されレニンを分泌する。
2. × 腎臓は、ADHにより水分の吸収を促進させられるため、尿は濃縮し浸透圧が上昇する。
3. × 過剰な飲水は血中のナトリウム濃度を下げる。
4. × アルドステロンは、ナトリウムの再吸収ならびにカリウムの排泄を促進する。

Q 排便のメカニズムで正しいのはどれか。

1. 横隔膜の挙上
2. 直腸内圧の低下
3. 内肛門括約筋の弛緩
4. 外肛門括約筋の収縮

(第97回午後13)

解答 3
解説 1. 2. 4. ×／3. ○ 便意を生じると、横隔膜が下がり、腹腔内圧が上昇する。固形便が直腸に降りてくると、直腸壁が伸展し直腸内圧は上昇する。それにより、脊髄の下位排便中枢が刺激され、内肛門括約筋および外肛門括約筋が弛緩する。

Q 腎機能の指標はどれか

1. AST〈GOT〉
2. 尿ビリルビン
3. 尿素窒素〈BUN〉
4. 血清アミラーゼ

(第96回午前12必修)

解答 3
解説
1. × ASTは、おもに肝細胞中に含まれる酵素である。
2. × 黄疸や肝障害などにより直接ビリルビンが増加すると、尿中に排泄される。
3. ○ BUNは、肝臓で産生される窒素の代謝産物である。腎臓で排泄されるため、腎機能の低下により排泄が減り、血中の濃度が上昇する。
4. × 膵臓と唾液腺で産生される消化酵素である。

5 運動器の解剖生理

動く
運動のしくみ

私たちは、
身体内にとり込んだ栄養素を
エネルギーに変えて
身体を動かし生活しています。
その日常生活での何気ない動作についても、
一つひとつみてみると、
たくさんの骨、関節、筋肉が連動しています。
ここでは、随意的な行動「動く」について、
骨・関節・筋肉を中心とした
運動器のしくみと働きとともに
お話しします。

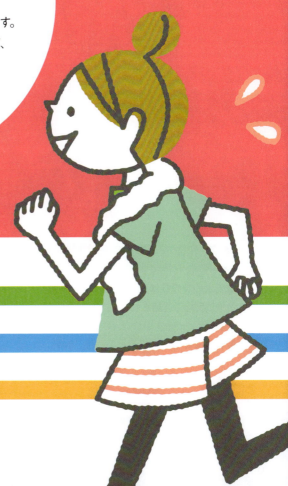

CONTENTS

まずはポイントをつかもう！
運動器の解剖生理 …………………… 70

看護ケアにつながる！ 機能からみる解剖生理
動く―運動のしくみ― ………………… 74

テスト＆国試対策
運動器の国試過去問 …………………… 79

> まずはポイントをつかもう！

運動器の解剖生理

はじめに運動器の解剖生理をイラストで確認しましょう！
本文でわからない部位名称があったときにもここに戻ってね。

■ 全身の骨格

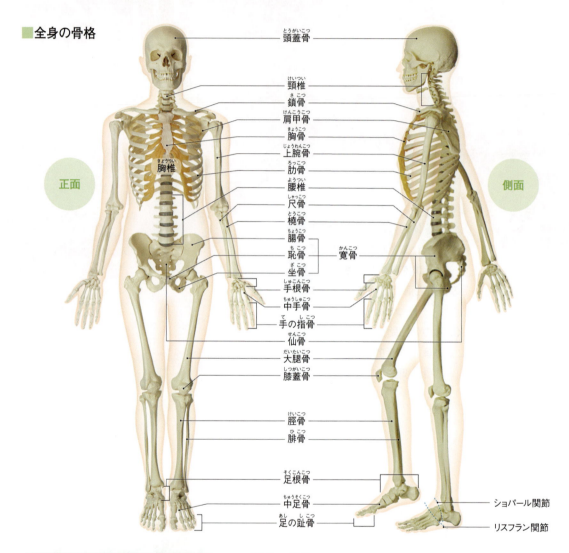

全身の骨格と機能

- 成人の骨の数は約200個である。骨と骨は**関節**で連結され、**筋肉**で動かしている。
- おもな骨格は、**頭蓋骨**、**脊柱**、**胸郭**、**骨盤**、**上肢骨**、**下肢骨**で形成されている。
- 骨は、**支持機能**、**保護機能**、**運動補助機能**、**血球生成**、**ミネラル貯蔵**、**化学エネルギーの貯蔵**などの機能をもつ。

■ 骨の機能

機能	内容
支持機能	身体の骨組みを形成する
保護機能	頭蓋腔、胸腔、骨盤腔を形成し、臓器を保護する
運動補助機能	骨格筋や腱が骨につき、筋の収縮によって骨が動く。筋と骨は協働して運動を起こす
血球生成	赤色骨髄とよばれる結合組織から赤血球、白血球、血小板をつくる
ミネラル貯蔵	ミネラル（カルシウム・リン）を蓄える
化学エネルギーの貯蔵	黄色骨髄の脂肪細胞に蓄えられている中性脂肪（トリグリセリド）は、化学エネルギーの1つである

脊柱の構造と機能

- 脊柱(脊椎)は、**頸椎7個(C_1〜C_7)、胸椎12個(T_1〜T_{12})、腰椎5個(L_1〜L_5)、仙骨(S)、尾骨**からなる。
- 胸椎は、横の連結で**肋骨**とつながり、前方で**胸骨**と癒合して、**胸郭**を形成する。
- 仙骨は、横の連結で**腸骨**とつながり、**骨盤腔**を形成する。骨盤は股関節で下肢と連結する。
- 脊柱には、**身体の支持、体幹の運動、脊髄の保護**などの機能がある。

脊柱の構造

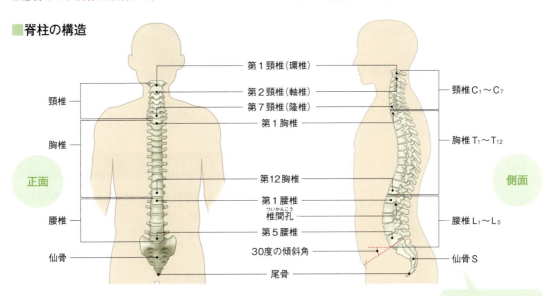

各椎体の間にある椎間孔(脊柱管)には、脊髄神経や血管などが通っている

胸郭の構造

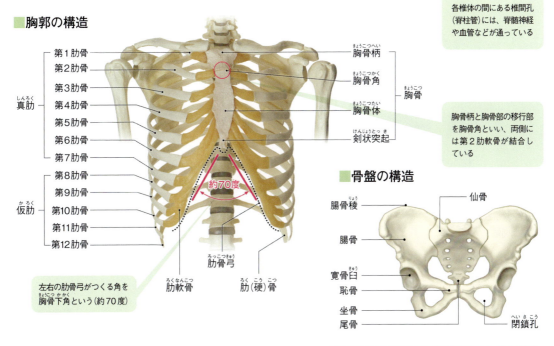

胸骨柄と胸骨部の移行部を胸骨角といい、両側には第2肋軟骨が結合している

左右の肋骨弓がつくる角を胸骨下角という(約70度)

胸郭の構造

- 胸郭は、**胸椎12個、肋骨12対、胸骨1個**からなる。
- 胸郭は、胸骨、鎖骨、肩甲骨を介して、上肢とつながっている。

骨盤の構造

- 骨盤は、左右の**寛骨、仙骨、尾骨**から構成される。
- 寛骨は、**腸骨、恥骨、坐骨**からなる扁平な骨である。

関節の構造

- 関節は、骨と骨の動きを保ちながら連結する。そのため、関節周囲は、**関節包**や**靱帯**で補強されている。
- 骨どうしが接する部分は、衝撃を吸収する**関節軟骨**でおおわれている。
- 関節包は2重構造となっており、内側を**滑膜**、外側を**線維膜**という。
- 滑膜の内側を**関節腔**といい、滑膜の細胞が分泌する**滑液**（関節液）で満たされている。
- 滑液は、関節の動きを滑らかにするほか、関節軟骨を栄養している。

■ 関節の構造

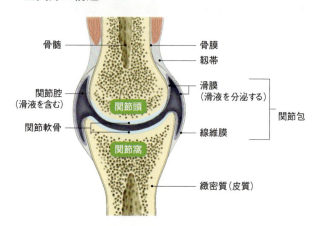

関節の種類

- 関節はその形態から、**球**関節、**蝶番**関節*、**車軸**関節、**楕円**関節、**鞍**関節、**平面**関節などに分けられる。
- 関節は形によって、動きをいろいろと制限している。

■ 関節の種類

		特徴	運動性	例
❶球関節		関節頭が球形で、関節窩が椀状	多軸性	股関節、肩関節
❷楕円関節		関節頭が楕円形	2軸性	後頭骨と環椎、橈骨手根関節
❸車軸関節		関節頭が円筒形で関節窩の中で回転する	1軸性	上・下橈尺関節、環椎と軸椎
❹蝶番関節		関節頭と関節窩が蝶番の形に似ている	1軸性	腕尺関節、指節間関節
❺鞍関節		2つの鞍の背を向き合わせた形	2軸性	母指の手根中手関節
❻平面関節		平面と平面を合わせた形	狭い範囲のみ	椎間関節、胸鎖関節

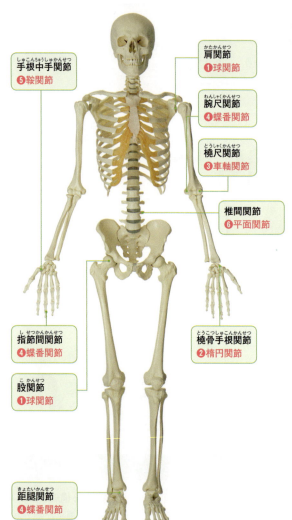

- 手根中手関節 ❺鞍関節
- 肩関節 ❶球関節
- 腕尺関節 ❹蝶番関節
- 橈尺関節 ❸車軸関節
- 椎間関節 ❻平面関節
- 指節間関節 ❹蝶番関節
- 橈骨手根関節 ❷楕円関節
- 股関節 ❶球関節
- 距腿関節 ❹蝶番関節

*「ちょうつがい」関節とも読む

手の骨と関節

- 手の骨は、**手根骨**8個、**中手骨**5個、**指骨**14個からなる。

■ 手の骨と関節

足の骨と関節

- 足の骨は、**足根骨**7個、**中足骨**5個、**趾骨**14個からなる。

■ 足の骨と関節

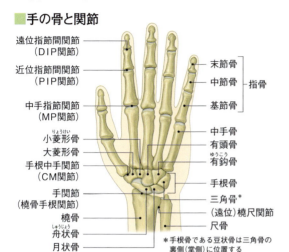
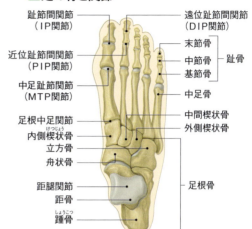

■ 全身の筋肉

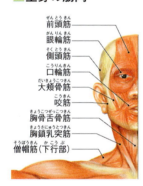

全身の筋肉

- 1つの骨にはほとんど**2つ以上の筋肉**が、**腱**あるいは**腱状**になって骨にくっつき、複雑な動きをつくり出している。
- 筋肉の**収縮・弛緩**の連続動作がスムーズな動きを生み出す。
- 筋肉に収縮する命令を出し、伝えるのが**神経**である。
- **脳、脊髄**からはりめぐらされた**神経ネットワーク**によって、一つひとつの筋肉に収縮というスイッチを押す神経がつながっている。

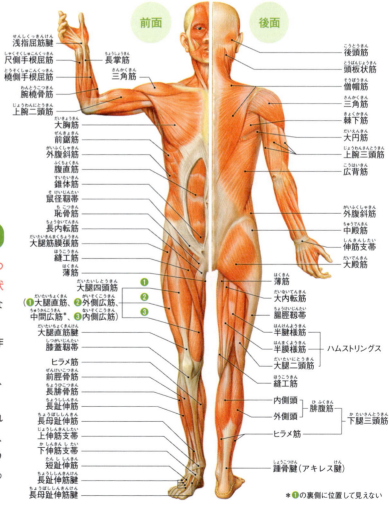

*❶の裏側に位置して見えない

運動器の解剖生理　5　動く

看護ケアにつながる！
機能からみる解剖生理

動く —運動のしくみ—

"骨"や"筋肉""関節"は覚えなければいけない言葉が多くて苦手な人が多いかも。
よく使う言葉を中心に、"動く"しくみについてマスターしましょう！

① 「動く」の原則

　関節を動かすときは、**その関節より体幹側**の筋肉を使っています（大部分がそうです）。例えば、肘の関節を動かすときは、肘より上、上腕の筋肉を使って動かしています。肘より下、前腕の筋肉がおもに動かすのは手関節です。

　上腕、前腕、手関節など、**聞き慣れない言葉**がたくさん出てくるのが解剖生理学です。**身体の部分の名前**は重要です。医療現場では、身体の部分を専門的なよび方で表すことが多いので、言葉がわからないと**仕事になりません**。骨の名前も覚える必要がありそうですね。

　くわしい知識は解剖生理学の教科書におまかせして、看護でよく使う言葉を中心に勉強していきましょう。

■ 関節を動かすときに使う筋肉

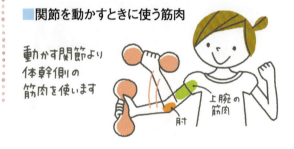

動かす関節より体幹側の筋肉を使います

② 身体各部の名前

　「**体幹**」は頭部、頸部、胸部、腹部に分けられます。身体の幹になる部分です。

　腕は全体で「**上肢**」といいます。脇の下は「**腋窩**」です。「**上腕**」は肩から肘まで、「**前腕**」は肘から手首まで（手首は手関節部）、手のひらと手の甲は「**手掌**」と「**手背**」です。

　一般的にいう足は解剖学的には「**脚**」であり、「**下肢**」とも表します（よく使うのは下肢のほうです）。上肢と下肢で「**四肢**」です（体肢ともいいます）。前から見て、下肢の付け根は「**鼠径部**」です column 。ももは「**大腿部**」、おしりは「**殿部**」、膝から足首までは「**下腿部**」、足の甲と足の裏は「**足背**」と「**足底**」です。くるぶしのうち、外くるぶしは「**外果**」、内くるぶしは「**内果**」です。

■ 身体各部の名前

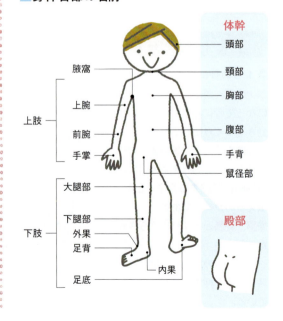

> 楽しく学ぶ！
> 解剖生理column

鼠径？ ネズミのみち？

下肢の付け根を鼠径といいますが、なぜネズミ（鼠）なのでしょう。

胎児の（お母さんのお腹の中にいる）ころ、妊娠初期では男の子か女の子かわかりません。受精した時点で性別は決まっていますが、性器が完成するのはずっと後のことです。

妊娠9か月ごろになると、性器が完成し、産まれる前に性別がわかります。男の子の場合、性器が完成するころに、精巣がお腹の中から陰嚢の中に降りてきます。精巣下降といいますが、まっすぐ陰嚢をめざして斜めに降りてくるわけではなく、下肢の付け根の部分を斜めに進んだあと、陰嚢に収まります。

精巣は精管を引き連れて降りてくるため、尻尾（精管）がついたネズミのようにみえるのです。だから、ネズミ（精巣）が降りてくるときに通る道で、鼠径という名前がついたそうです。

ちなみに陰嚢は左のほうが少し下がっています。それは、左の精巣のほうが先に下降するからです。

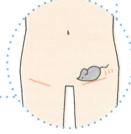

③ 骨の名前

上腕の骨は上腕骨、大腿の骨は大腿骨ですが、前腕の骨や下腿の骨は2本あるため、それぞれの名前を覚える必要があります。そのほか、骨の名前がその場所の名前として使われる場合もあります。今度は骨の名前でよく使われる言葉を勉強しましょう。

骨の名前で、よく使われるのが、上腕骨、大腿骨のほか、前腕の骨（橈骨、尺骨：親指側はどっち？）と下腿の骨（脛骨、腓骨：メインの太いほうはどっち？　外果（内果）はどっちの骨の下端？）と骨盤（寛骨：腸骨・坐骨・恥骨・仙骨・尾骨など）です。テストのヤマはここにもありますね。

また、心肺蘇生のときには、胸骨がどこにある骨か知っておく必要があります。手首や足首は、細かい動きを必要とするため、小さな骨が集まって手根骨（8個）、足根骨（7個）とよばれます。

■ 前腕の骨・下腿の骨

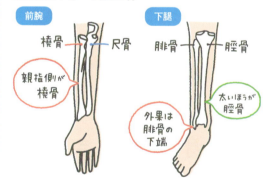

④ 関節の種類

骨の名前を覚えたら、やっと関節の名前を覚える番です。順序よく勉強していきましょう。まず、関節の種類からです。

関節の種類は最低でも分類だけは覚えましょう。大まかに、単関節（2つの骨がつくる関節、例：肩関節・股関節）と複関節（3つ以上の骨がつくる関節、例：肘関節）に分けられます。また、動く方向による分類（1軸性・2軸性・多軸性関節）もあります（P.76・表）。

この知識は関節の自然な動きを表すのに必要な知識です。テストによく出てくるのは、単関節では肩関節と股関節、複関節では肘関節です。

膝関節は肘関節と似たイメージはありますが、大腿骨と脛骨と膝蓋骨でつくられる複関節です。前腕の尺骨と違って、下腿の腓骨は膝関節には加わっていないのですが、これを知っているかどうか、という問題も出やすいです。

■ 関節の動く方向による分類

球関節	● 一方が球のように丸くなっていて、もう片方が受け皿のようになっている関節です ● この関節の代表は肩関節や股関節です。特に股関節は臼状関節ともよばれます
蝶番関節	● 一方向だけに動く指の関節（指節間関節）や肘の曲げ伸ばしの関節（腕尺関節）です ● ドアの開閉のための金具を「蝶番（ちょうつがい）」といいますが、動きが似ているのでこの名前になりました。慣用的には「ちょうばん」と読みます
鞍関節	● おもに二方向に動く親指の関節（母指の手根中手関節）です
楕円関節	● 球関節のようには自由に回るわけではない手首の関節（橈骨手根関節）です
車軸関節	● 前腕をひねるときの関節（上橈尺関節）です
平面関節	● 少しだけ動く椎間関節（背骨は脊椎（脊柱）とよび、構成する骨1個が椎骨。椎間は、椎骨どうしの間）や胸鎖関節（胸の中央にあるネクタイのような形をしている胸骨と、鎖骨で構成される関節）です

\楽しく学ぶ！/
解剖生理column

人がまっすぐ立って歩けるのは？

肩こりの人はわかるかもしれませんが、頭は割と重いのです。体重の10〜13％もあります。体重50kgの人は5〜6.5kg（2Lペットボトル約3本分）、70kgの人は7〜9kg（同4〜5本分）もあるのです。

背骨がまっすぐだったら、頭が重いため、歩くとすぐに倒れてしまいます。立って歩けるのは、背骨がバネのように前後に曲がっているからです。これを脊柱の生理的彎曲といい、頸の椎骨（頸椎）が何個で、前後どっちに曲がっているか（前彎・後彎）などは、人の自然な姿勢を理解するのに必要な知識です。

基本になるのは胸椎で、12個あります（これだけはしっかり覚えましょう）。肺や肝臓など、大きな臓器を収めるために、後ろに膨らんで曲がっています（後彎）。

ということは、前に膨らんで曲がる（前彎）部分が12個ないと、バランスが悪くなります。前彎になっているのは、頸椎が7個、腰椎が5個あって、合わせて12個です。これだけだと、7個と5個でどっちが頸椎だか迷うことになるので、ご飯の時間［朝ご飯が7時、昼ご飯が12時、夕ご飯が5時（ちょっと早い）］と引っかけて覚えれば鉄板です。

■ 脊柱の生理的彎曲

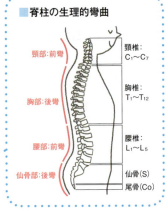

5 身体の動き

肩を動かす

覚えにくいのは、自由に動かすことができる肩関節と股関節です。筋肉の名前と合わせて勉強していきましょう。

肩は外転・内転、屈曲・伸展、外旋・内旋、水平伸展・水平屈曲と、多彩な運動ができます。というのも、関節のつくりが球関節で、多軸関節だからです。この関節の動きでよくテストに出るのが外転・内転です。次ページの図を見てしっかり頭に入れましょう。

外転は、肩にある三角筋という筋肉を使って90度まで挙上できます。それ以上挙上するには、背中の肩甲骨を回転させています。回転させる筋肉が前鋸筋です。

内転は、よくボディビルの選手が胸の筋肉（大胸筋）を緊張させるときに、上腕を内転させています。実はあのとき、背中の筋肉（広背筋）も同じよ

うに緊張しています。

肘を動かす

覚えたいのは、肘関節の屈曲・伸展です。

力こぶをつくる動作が屈曲です。力こぶの筋肉を上腕二頭筋といいます。実は肘関節の軽い屈曲であれば、上腕二頭筋で十分なのですが、力こぶをつくるくらいの強い屈曲時は、肘関節の内側にある上腕筋という筋肉も使っています。

肘を伸ばす動作を伸展といいます。この動作には、上腕二頭筋の反対側（身体の後面）にある上腕三頭筋を使います。"にのうで"の部分です。この二頭や三頭というのは、筋頭や筋腹の数でつけられています。

大腿を動かす

股関節も肩と同じ球関節で多軸関節のため、多彩な動きができます。知らなければいけない動きが、外転・内転ですが、筋肉の名前は教科書で確認する程度でいいでしょう。

動きと同様に、筋肉の名前まで覚える必要があるのは、股関節の屈曲・伸展です。P.74「『動く』の原則」で、関節を動かすのは関節より体幹側の筋肉を使うといったとおり、股関節より上にある筋を使って動かしています。

伸展はイメージどおり、おしりの筋肉（大殿筋）を使います。問題は屈曲です。屈曲は腸骨と大腿骨小転子をつなぐ腸骨筋と、腰椎（正確には第12胸椎～第5腰椎、腸骨窩）と大腿骨小転子をつなぐ大腰筋を合わせた腸腰筋を使っています。これは知らないと答えられない重要な知識です。

膝を動かす

膝関節は、肘関節と違って、蝶番関節のみの単関節です。肘関節のように膝から下のみをひねることはできません。屈曲・伸展のみですが、

■ 肩関節の外転・内転

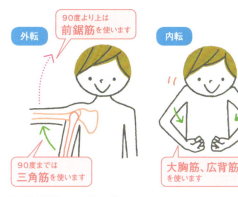

■ 股関節の屈曲・伸展

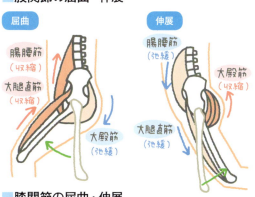

■ 膝関節の屈曲・伸展

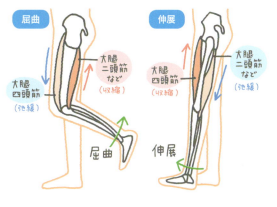

筋肉の名前が上腕とは少し違うので、問題に出やすいです。

基本どおり、膝関節より体幹側の筋肉を使うので、大腿の筋肉を使います。屈曲は、上腕と同じ二頭の大腿二頭筋を使います。膝の動きと肘の動きを比べればわかりやすいです。

違うのは伸展です。上腕に比べて太い大腿は、三頭では足りないので、四頭で伸ばします（大腿四頭筋）。

その他の動き

足関節の屈曲・伸展（底屈・背屈）は、筋肉の名前と合わせて覚える必要があります。下腿の筋肉を使いますが、屈曲（底屈）は腓腹筋とヒラメ筋からなる下腿三頭筋、伸展（背屈）は前脛骨筋を使います。屈曲＝底屈はおかしいですか？ 手の動きと比べてみれば納得できるはずです（下図）。

■足関節の屈曲・伸展（底屈・背屈）

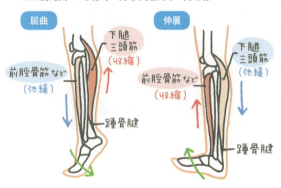

そのほか、筋肉の名前までは教科書にまかせればいいですが、動きの名前はわからないとまずいのが前腕の回内・回外と、下肢の外旋・内旋です。下図で覚えましょう。

■前腕の回内・回外、下肢の外旋・内旋

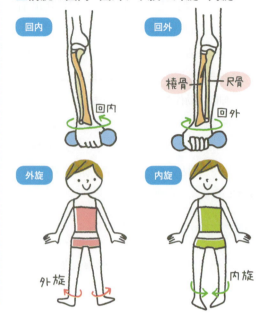

6　病院での「動く」行動

本書冒頭の「はじめに」で、看護では、生活行動を細かく分けてみているという話をしました。病院での「動く」行動では、「トイレに行く」「顔を洗う」「リハビリテーションをする」などが挙げられます。

「トイレに行く」という行動は、「ベッドから起き上がる」という行動から始まりますが、この行動も「ベッド上で横を向く」から始まり、「手をついて上体を起こす」「ベッドから足を下ろして座る」までできて、はじめて「ベッドから起き上がる」という行動が達成できます。

この「ベッド上で横を向く」という行動も、「下肢を内転させて腰をひねる」「上肢を内転させてベッド（柵）をつかむ」「内転させた手の肘関節を屈曲させて上体を引き上げる」という行動に分けられます。また、「下肢を内転させて腰をひねる」という行動が達成されるには、「下肢（膝関節だけでも可）が屈曲・挙上できる」という動作が不可欠になります。

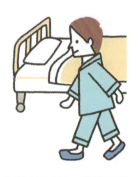

実際に患者さんに援助を行う場合は、病態と関連づけて、どの動作ができるのかを見きわめて、ほかの動作でカバーできるのか、リハビリテーションで向上するのかなど、多角的にみて援助計画を立てることが必要になります。運動器の知識は、基本的生活行動を考えるうえで不可欠なものなので、しっかり頭に入れましょう。

テスト＆国試対策

運動器の国試過去問

最後に実力試し！
運動器の国試過去問にチャレンジ！

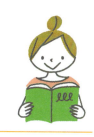

Q 成人の心臓マッサージ法の圧迫部位を図に示す。正しいのはどれか。

1. ①
2. ②
3. ③
4. ④

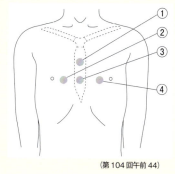

（第104回午前44）

解答 3

解説 本文（P.75）で心肺蘇生のときには胸骨がどこにある骨が覚えておく必要があると述べたのが、この問題である。

胸骨をさしているのは①と③であり、心臓マッサージは「左右の乳頭を結ぶ線の胸骨上」を圧迫するため、③の3が答えとなる。

Q 骨について正しいのはどれか。

1. リンの貯蔵場所である。
2. 骨髄で骨の形成が行われる。
3. 骨芽細胞によって骨の吸収が行われる。
4. カルシトニンによって骨からカルシウムが放出される。

（第103回追加試験午前26）

解答 1

解説
1. ○　骨はミネラル（カルシウム、リン）を貯蔵する機能をもつ。
2. ×　骨の形成（造骨）は、骨芽細胞（骨細胞）が担っている。
3. ×　骨の吸収（つまり、破骨）は、破骨細胞が担っている。
4. ×　骨からカルシウムの放出を促進させるのは、副甲状腺から分泌されるパラソルモンで、血中カルシウム濃度を上昇させる。甲状腺から分泌されるカルシトニンは逆に、血中カルシウム濃度が上昇すると、低下させるように働く。

Q 関節軟骨を構成する成分で最も多いのはどれか。

1. アクチン
2. ミオシン
3. ケラチン
4. コラーゲン
5. グリコゲン

（第98回午後81）

解答 4

解説
1. 2. ×　アクチンとミオシンは、骨格筋の収縮タンパク質である。
3. ×　ケラチンは不溶性のタンパク質で、毛髪や爪、および皮膚角質を構成する。
4. ○　関節面をおおう関節軟骨は、プロテオグリカン、コラーゲンがおもな組成である。
5. ×　多糖類のグリコゲンは肝臓に貯蔵される。

運動器の国試過去問

Q 上腕を外転させる筋肉はどれか。

1. 大胸筋
2. 三角筋
3. 上腕二頭筋
4. 上腕三頭筋

(第96回午後10)

解答 2
解説
1. × 上腕の屈曲と内転補助に機能し、起始は胸骨・鎖骨・上位肋軟骨で、停止は上腕骨である。
2. ○ 上腕の外転に機能し、起始は鎖骨と肩甲骨で、停止は上腕骨である。
3. × 前腕の屈曲に機能し、起始は肩甲骨で、停止は橈骨である。
4. × 前腕の伸展に機能し、起始は肩甲骨と上腕骨で、停止は尺骨である。

Q 脊柱で椎骨が5個なのはどれか。

1. 頸 椎
2. 胸 椎
3. 腰 椎
4. 尾 骨

(第96回午前13必修)

解答 3
解説 3. ○ 1. 2. 4. ×
脊柱は、頸椎7個(C_1〜C_7)、胸椎12個(T_1〜T_{12})、腰椎5個(L_1〜L_5)、仙椎5個(仙骨)、尾骨からなる。

Q つま先を引きずって歩行しているとき、障害されているのはどれか。

1. 前脛骨筋
2. 大腿二頭筋
3. 腓腹筋
4. ヒラメ筋

(第95回午後9)

解答 1
解説
1. ○ 前脛骨筋は、足関節の背屈に関する主動筋である。
2. × 大腿二頭筋は、膝の屈曲や股関節の伸展に関与する。
3. × 腓腹筋は、足関節の底屈や膝の屈曲に関与する。
4. × ヒラメ筋は、足関節の底屈に関与する。

Q 股関節を屈曲させる筋肉はどれか。

1. 腸腰筋
2. 大殿筋
3. 大腿四頭筋
4. 腹直筋

(第93回午後10)

解答 1
解説 1. ○ 2. 〜 4. ×
股関節の屈曲に関与するのは1.と3.となるが、体幹に近い側の筋肉のほうがより大きく作用することから、正解は1.の腸腰筋となる。大腿四頭筋は膝の伸展に最も強く作用する。なお、大殿筋は股関節の伸展に、腹直筋は体幹の屈曲(前屈)に最も作用する。

6 神経系、感覚器の解剖生理

お風呂に入る
清潔行動

眠る
身体のリズム

見る・聞く・におう・味わう・痛む
感覚のしくみ

私たちは、朝起きて夜に眠るというリズムで生活しています。そして、活動した1日の最後には、お風呂に入ります。これは単に汚れを落とすためだけではありません。ここでは、清潔・休息行動である「お風呂に入る」と、私たちの生活リズムの安定に欠かせない休息行動「眠る」について、活動時に優位な交感神経や休息時に優位な副交感神経などにかかわる神経系を中心に、汚れや温度を感じる皮膚や眼、耳なども合わせて、それらのしくみと働きをお話しします。

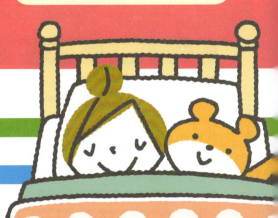

CONTENTS

まずはポイントをつかもう！
神経系、感覚器の解剖生理 …………… 82

看護ケアにつながる！　機能からみる解剖生理
お風呂に入る—清潔行動— …………… 94
眠る—身体のリズム— …………… 99
見る・聞く・におう・味わう・痛む—感覚のしくみ— … 105

テスト＆国試対策
神経系、感覚器の国試過去問 …………… 113

まずはポイントをつかもう！

神経系、感覚器の解剖生理

はじめに神経系、感覚器の解剖生理をイラストで確認しましょう！
本文でわからない部位名称があったときにもここに戻ってね。

■ニューロンの構造

- 頂上樹状突起
- 基底樹状突起
- 軸索小丘
- 軸索初節
- 核
- 核周辺部
- ランビエ絞輪
- 髄鞘
- 側枝
- 神経終末

樹状突起
細胞体から枝分かれしているニューロンの入力部

細胞体
核をもつニューロン本体の部分

軸索
細胞体から1本だけ伸び、その末端で枝分かれしているニューロンの出力部

ニューロンの構造

- ●**ニューロン**とは、神経系における情報の処理・伝達を担う、構造・機能上の最小単位をさす。
- ●ニューロンは、**細胞体**、**樹状突起**、**軸索（神経線維）**からなる。
- ●ニューロンは、ほかのニューロンや筋細胞などと**シナプス**を介して連結し、ニューロン間は複雑なネットワークを形成する。

ニューロンは、細胞体、樹状突起、軸索の3つの部分から成り立っている

シナプス
- 神経終末
- シナプス間隙
- 棘突起
- 樹状突起

シナプスと情報伝達のしくみ

- ●**シナプス**とはニューロン間やニューロンと効果器との接合部であり、電気的信号が神経伝達物質の動きに変換されて伝導される。
- ●1つのニューロンには多数のニューロンが**シナプス結合**しており、活動電位の発生は多数の入力を統合して行っている。
- ●多種の神経伝達物質が存在し、かつ、各伝達物質に複数の受容体（異なる応答を示す）がある。
- ●興奮性（脱分極させる）と抑制性（過分極させる）のシナプス伝達がある。

■ニューロン（神経細胞）での興奮の伝わり方

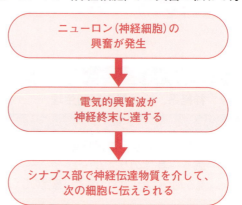

ニューロン（神経細胞）の興奮が発生
↓
電気的興奮波が神経終末に達する
↓
シナプス部で神経伝達物質を介して、次の細胞に伝えられる

■ニューロン間の情報伝達（シナプス伝達）のしくみ

情報は、細胞体から出た軸索を通って電気的信号として送られる。電気的信号がシナプス前節まで到達すると、シナプス小胞にあるさまざまな神経伝達物質とよばれる化学物質が放出され、情報が伝えられる

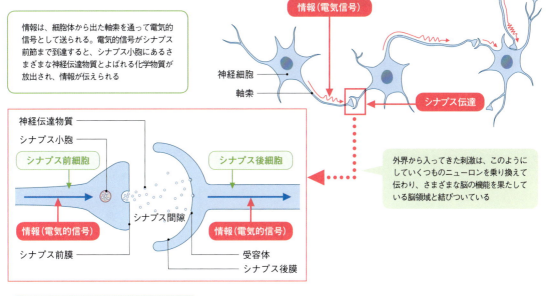

外界から入ってきた刺激は、このようにしていくつものニューロンを乗り換えて伝わり、さまざまな脳の機能を果たしている脳領域と結びついている

神経系の分類

●神経系は、**中枢神経（脳、脊髄）と末梢神経（脳神経12対、脊髄神経31対**、および、それらの分岐の神経）に分けられる。

大脳	知的活動を行うための新皮質と、本能や情動、記憶に関する旧皮質がある
間脳	感覚神経の中枢や、自律神経調節機能がある
脳幹	呼吸、循環、意識、生命維持活動の中枢がある
小脳	運動の調節機能を担う

脳の構造と機能

●脳は、**大脳**と**間脳**、**脳幹**、**小脳**に分けられる。
●脳幹は、**中脳**、**橋**、**延髄**が含まれる。
●**大脳基底核**は、**尾状核**、**レンズ核**、**扁桃体**などに分けられる。尾状核とレンズ核は**錐体外路系**に、扁桃体は大脳辺縁系に属する。
●大脳基底核は、錐体外路系の中枢として**運動の調節**を行う。

■脳の構造と機能

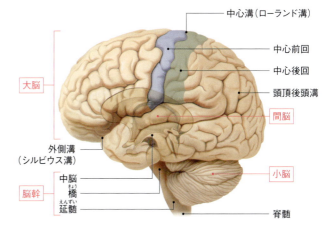

■大脳基底核

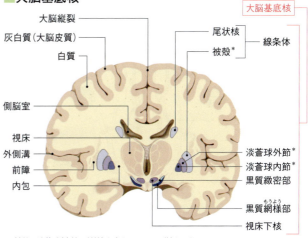

＊被殻、淡蒼球（内節・外節）を合わせてレンズ核という

大脳皮質の構造と機能

- **大脳皮質**は、前頭葉、後頭葉、側頭葉、頭頂葉に分けられる。
- **一次運動野**は、随意運動中枢である。ここの上位運動ニューロンからのシグナルが下行して、骨格筋（随意筋）の運動を起こす。
- **体性感覚野**は、体性・内臓感覚中枢である。感覚受容器からのシグナルは、脳幹からの二次ニューロン、視床からの三次ニューロンと上行し、ここで認識される。

■大脳の機能

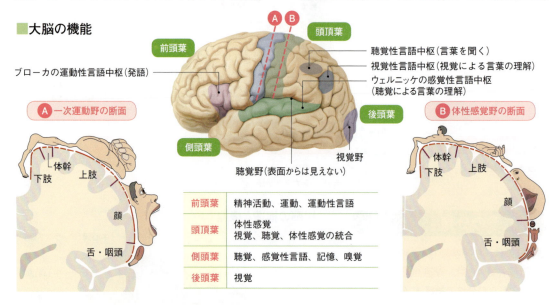

前頭葉	精神活動、運動、運動性言語
頭頂葉	体性感覚 視覚、聴覚、体性感覚の統合
側頭葉	聴覚、感覚性言語、記憶、嗅覚
後頭葉	視覚

脳の動脈

- 脳の動脈は、左右一対の内頸動脈と椎骨動脈が脳底部でウィリス動脈輪を形成し、前・中・後大脳動脈に分かれ、脳の内部を走行している。
- ウィリス動脈輪は、1か所に障害が起こっても、輪によって血行が保持できるしくみになっている。
- 前・中・後大脳動脈は、皮質枝と穿通枝に分かれる。皮質枝は、脳底部から脳表面に走行し、大脳皮質に分布・栄養する。穿通枝は、脳底部から脳実質に走行し、間脳や基底核などに分布・栄養する。

■ウィリス動脈輪

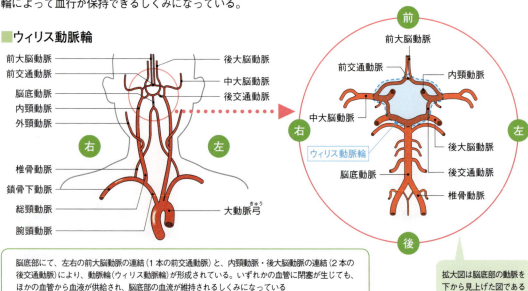

脳底部にて、左右の前大脳動脈の連結（1本の前交通動脈）と、内頸動脈・後大脳動脈の連結（2本の後交通動脈）により、動脈輪（ウィリス動脈輪）が形成されている。いずれかの血管に閉塞が生じても、ほかの血管から血液が供給され、脳底部の血流が維持されるしくみになっている

拡大図は脳底部の動脈を下から見上げた図である

髄膜と脳脊髄液

- 脳と脊髄は、髄膜(硬膜、クモ膜、軟膜)に包まれている。
- クモ膜と軟膜の間にクモ膜下腔という隙間があり、脳脊髄液(髄液)が流れている。
- 脳脊髄液は、脳室の一部にある脈絡叢で血液から産生され、クモ膜下腔から脊髄へと下行し、その後、脊髄から上行して最終的には頭頂のクモ膜顆粒から吸収されて静脈洞に入り、血液中に戻る(脳脊髄液の循環)。
- 脳脊髄液は水様透明な液で、中枢神経系の保護、代謝産物の排泄機能をもつ。

■髄膜の構造

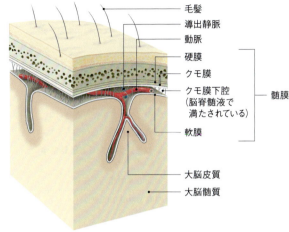

■脳脊髄液の循環

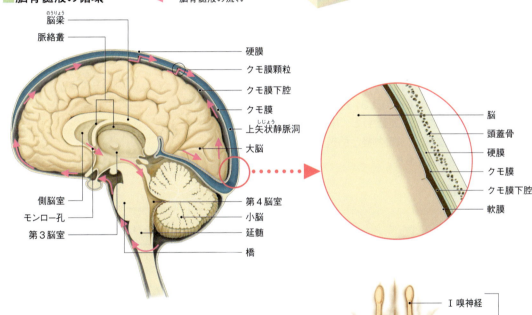

脳神経

- 末梢神経は、脳神経12対と脊髄神経31対からなり、機能的に体性神経(感覚神経と運動神経)と自律神経(交感神経と副交感神経)に分けられる。
- 脳神経は、感覚を中枢に伝える感覚神経と、中枢から指令を伝える運動神経がある。
- 脳神経のうち、動眼神経、顔面神経、舌咽神経、迷走神経には自律神経(副交感神経のみ)が含まれる。

■脳神経

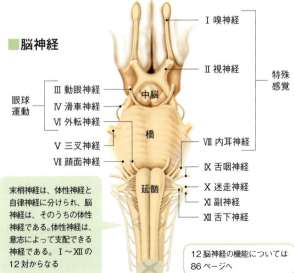

末梢神経は、体性神経と自律神経に分けられ、脳神経は、そのうちの体性神経である。体性神経は、意志によって支配できる神経である。Ⅰ～Ⅻの12対からなる

12脳神経の機能については86ページへ

■12 脳神経の機能

脳神経	機能	
Ⅰ 嗅神経	感覚	●嗅覚を中枢に伝達
Ⅱ 視神経	感覚	●視覚を中枢に伝達
Ⅲ 動眼神経	運動	●眼球の上・下・内転、まぶたを開く運動指令を伝達
	自律	●瞳孔縮瞳
Ⅳ 滑車神経	運動	●眼球を下外側に向ける運動指令を伝達
Ⅴ 三叉神経	感覚	●顔面の知覚を中枢に伝達
	運動	●咀嚼の運動指令を伝達
Ⅵ 外転神経	運動	●眼球を外側に向ける運動指令を伝達
Ⅶ 顔面神経	運動	●顔面の運動指令を伝達
	感覚	●味覚を中枢に伝達
	自律	●唾液や涙の分泌

脳神経	機能	
Ⅷ 内耳神経	感覚	●聴覚、平衡覚を中枢へ伝達
Ⅸ 舌咽神経	感覚	●舌、咽頭の知覚を中枢へ伝達、味覚
	運動	●咽頭への運動指令を伝達
	自律	●唾液の分泌
Ⅹ 迷走神経	感覚	●外耳道、咽頭、喉頭の知覚を中枢へ伝達、味覚
	運動	●外耳道、咽頭、喉頭への運動指令を伝達
	自律	●内臓機能の調節
Ⅺ 副神経	運動	●胸鎖乳突筋、僧帽筋への運動指令を伝達
Ⅻ 舌下神経	運動	●舌の運動指令を伝達

脊髄神経

●脊髄神経は、頸神経8対（C_1〜C_8）、胸神経12対（T_1〜T_{12}）、腰神経5対（L_1〜L_5）、仙骨神経5対（S_1〜S_5）、尾骨神経（Co）の計31対ある。
●脊髄の前面から出た前根（運動性）と、後面から出た後根（知覚性）が接続して脊髄神経となる。前根が遠心性、後根が求心性である。

■脊髄神経の構造

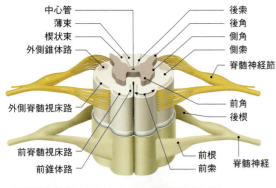

■脊髄神経

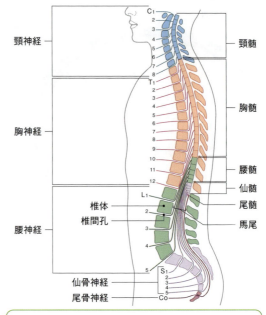

●椎骨の椎孔が連結してできる脊柱管の中に脊髄を収納し、保護している
●椎間孔から脊髄に出入りする末梢神経を脊髄神経という
●脊髄神経には頸神経、胸神経、腰神経、仙骨神経、尾骨神経があり、それぞれの領域を支配する

■脊髄神経（前枝）のおもな支配域など

頸神経叢（C_1〜C_4）	●頸部前外側面の皮膚、舌骨筋群、斜角筋群に分布 ●横隔神経（C_3〜C_5）は横隔膜を支配
腕神経叢（C_5〜T_1）	●上肢帯と自由上肢に分布 ●手掌の母指側を正中神経、手掌と手背の小指側を尺骨神経、手背の母指側を橈骨神経が支配
肋間神経（T_1〜T_{12}）	●胸腹壁の筋と皮膚に分布
腰神経叢（T_{12}〜L_4）	●下腹部・鼠径部・大腿の皮膚と筋に分布（大腿神経、閉鎖神経など）
仙骨神経叢（L_4〜S_5）	●下肢の大半の皮膚と筋を支配 ●坐骨神経は脛骨神経と総腓骨神経に分かれる

自律神経

- 自律神経は、無意識に生命のある限り自動的に独立して働く。
- **交感神経**と**副交感神経**に分けられ、交感神経と副交感神経は**拮抗的**に働く。
- 自律神経（系）は、呼吸、循環、代謝、消化、分泌、体温、生殖など生命活動の基本的機能の**ホメオスタシス**（恒常性）を保つうえで、重要な役割を果たしている。
- 自律神経系の**節前ニューロン**では、アセチルコリンが**神経伝達物質**である。
- 交感神経の**節後ニューロン**では、ノルアドレナリンが神経伝達物質であるが、**汗腺のみ**アセチルコリンである。
- 副交感神経の**節後ニューロン**では、アセチルコリンが神経伝達物質である。

■交感神経・副交感神経の作用

交感神経刺激 （ノルアドレナリン放出）	臓器器官	副交感神経刺激 （アセチルコリン放出）
散大	瞳孔	縮小
分泌抑制	消化腺	分泌亢進
蠕動抑制	消化器	蠕動亢進
弛緩	気管平滑筋	収縮
増加	心拍数	減少
収縮	末梢血管*	―
弛緩	膀胱壁	収縮

＊血管は交感神経の単独支配

- 自律神経系は、心筋・内臓・血管平滑筋・腺分泌などを無意識下に支配・調節し、生命活動に重要な内部環境の維持・ホメオスタシスを担う。
- 自律神経系の「交感神経」と「副交感神経」は、内臓や血管などを拮抗的に支配・制御している（拮抗的支配、二重支配）。
- 自律神経系の遠心路を統括する最高中枢は、視床下部に存在する（求心路は視床に存在する）。

ヒトの感覚の分類

体性感覚　皮膚・粘膜・筋・関節などに由来する

表在感覚
- 皮膚・粘膜に由来する
- 温度覚、痛覚、局在性の低い"粗大な"触覚・圧覚、かゆみ、などが含まれる
- 体性感覚野に投射される

深部感覚
- 皮膚より深部にある筋・腱・骨・関節に由来する

識別型
体性感覚野に投射され、「意識される」（振動覚、"微細な"触覚・圧覚：2点識別覚など）

非識別型
小脳に投射されるため、「意識されない」（筋紡錘・腱紡錘・関節包などに由来し身体運動が刺激する感覚：関節位置覚など）

特殊感覚　嗅覚、視覚、味覚、聴覚、平衡覚である

内臓感覚　自律神経求心路が関与している

感覚伝導のしくみ

- **感覚**は、光・音・温度・化学物質・外力などの刺激を受けたさまざまな**感覚受容器**からの情報が、**求心性線維**（**感覚ニューロン**など）によって、**中枢神経系**に伝達されて生じる。
- ヒトの感覚は、「**体性感覚**」「**特殊感覚**」「**内臓感覚**」の3つに分けられる。
- 感覚ニューロン（体性・内臓）の伝導路には、**後索（内側毛帯）路**、**脊髄視床路**、**脊髄小脳路**などがある。
- **脳神経（12対）**は、脳から直接出入りし、頸部から上に分布（Ⅹ：迷走神経以外）して運動・感覚を担う。

■ 自律神経系の分布

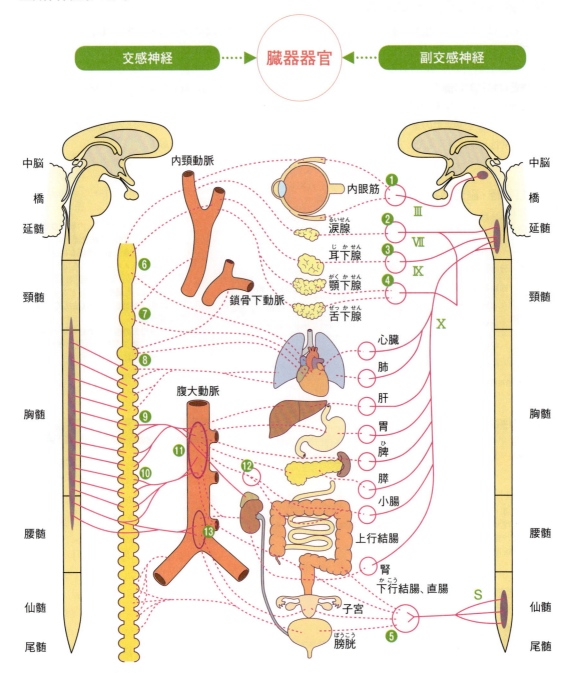

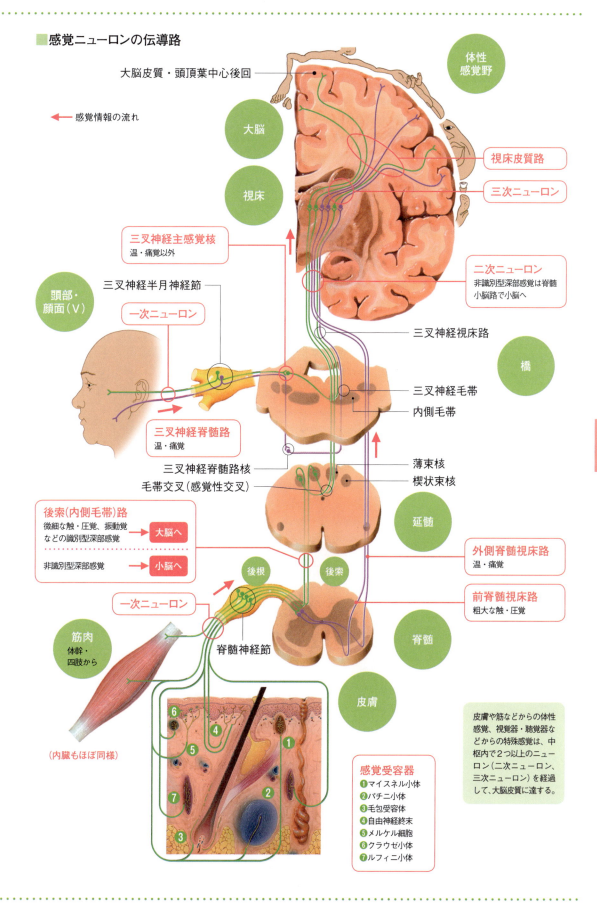

皮膚の構造

- 皮膚は人体の表面をおおい、知覚作用（触覚・痛覚・温覚・冷覚）をもつ。
- 皮膚の機能には、外界からの刺激や体液喪失などからの保護、体温調節、汗・皮脂の分泌・排泄、免疫機能、経皮吸収などがある。
- 皮膚は、表皮・真皮・皮下組織の3層と、付属器（毛・汗腺・脂腺・爪）からなる。
- 表皮は、基底層・有棘層・顆粒層・角層の4層からなる。最上層の角層は、バリア機能に重要な役割を果たす。
- 脂腺は全身に分布し、脂質を分泌して表面を保護する。
- 汗腺には、エクリン汗腺とアポクリン汗腺がある。エクリン汗腺は全身に分布し、体温調節に関与する。

■ 皮膚の構造

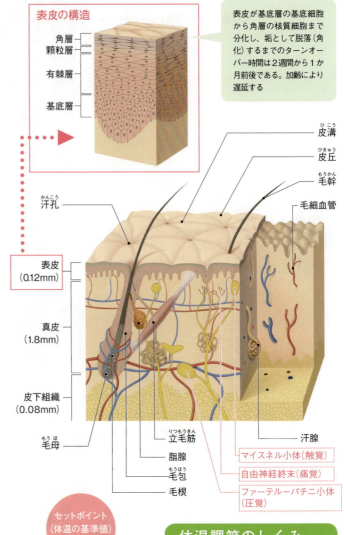

表皮が基底層の基底細胞から角層の核質細胞まで分化し、垢として脱落（角化）するまでのターンオーバー時間は2週間から1か月前後である。加齢により遅延する

■ 体温調節のしくみ

視床下部の体温調節中枢によって、低温環境時では熱の放散を防ぎ、産生を亢進、高温環境時では熱の産生を抑制し、放散を促進させることで、深部体温を一定に保っている

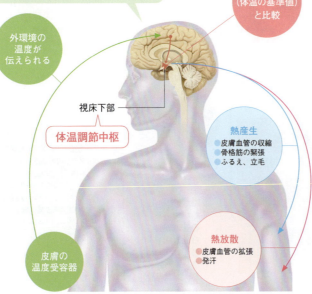

体温調節のしくみ

- 外環境の温度の変化は、皮膚の温度受容器で感知され、それが感覚神経によって間脳視床下部にある体温調節中枢に伝えられる。
- 体温調節中枢では、皮膚で感知し伝えられた温度を基準値（セットポイント）と比較し、熱産生と熱放散によって調節し、体温を一定に維持する。
- 熱産生は、皮膚血管の収縮、骨格筋の緊張、ふるえ、立毛などによって高められる。
- 熱放散は、皮膚血管の拡張や発汗などにより起こる。

■皮膚による体温調節の実際

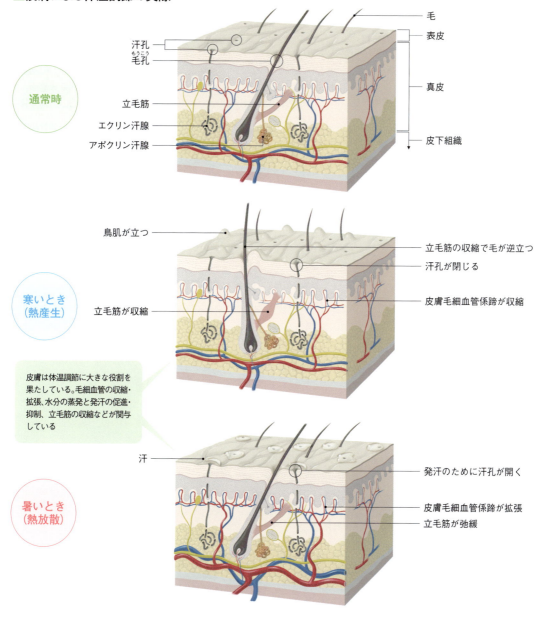

皮膚は体温調節に大きな役割を果たしている。毛細血管の収縮・拡張、水分の蒸発と発汗の促進・抑制、立毛筋の収縮などが関与している

眼球の構造と機能

- 視覚器は、眼球と視神経、眼球付属器（眼瞼・結膜・涙器・外眼筋・眼窩）からなる。
- 眼球は、直径約2.5cm、重さ約8gの球形の臓器で、水晶体・硝子体・眼房水で構成され、外壁は外膜・中膜・内膜の3層の膜でおおわれている。
- 内膜は網膜といい、視細胞と視神経を含み、光や色、形を感受する部位である。
- 眼球において、光は角膜・水晶体で屈折して、網膜に像を結ぶ。
- 左側の視野にある物体は各眼球の右側の網膜に、右側の視野にある物体は各眼球の左側の網膜に、投影される。
- 眼球内は、硝子体と眼房水が充満している。これらによって眼内圧（眼圧）が保たれている。

■視覚器の構造

視覚器	眼球	外壁	●外膜：角膜・強膜
			●中膜：ぶどう膜（虹彩・毛様体・脈絡膜）
			●内膜：網膜
		内容	●水晶体
			●硝子体
			●眼房水
	視神経		●視路
	眼球付属器		●眼瞼　●眼筋
			●結膜　●眼窩
			●涙器

■眼球の構造

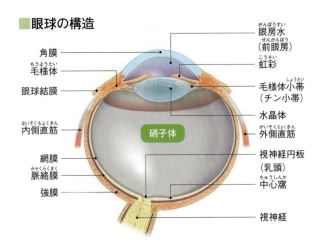

■網膜の構造

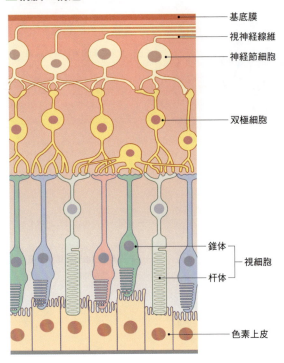

視細胞には、光を感じる杆体と、色を感じる錐体がある。

■遠近調節のしくみ

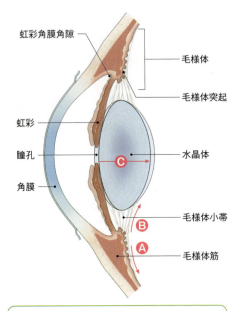

近くを見るとき	遠くを見るとき
Ⓐ毛様体筋が収縮 Ⓑ毛様体小帯が緩む Ⓒ水晶体が緩み、厚みが増す	「近くを見るとき」の反対の動きで、水晶体が薄くなる

耳の構造と機能

- ●耳は外耳、中耳、内耳からなる。
- ●外耳と中耳は聴覚経路としての役割をもち、内耳は聴覚経路および平衡感覚の役割をもつ。外耳と中耳は、鼓膜を境に分かれる。
- ●内耳は、おもに蝸牛、前庭、三半規管からなる。
- ●蝸牛は聴覚に関与する部分である。
- ●蝸牛の内腔は、外リンパ液で満たされた前庭階および鼓室階と、内リンパ液で満たされている中央階（あるいは蝸牛管）の3部分に分かれる。
- ●内耳のうち、三半規管および前庭が平衡覚に関与する。
- ●三半規管は頭部の回転加速度を感知し、前庭は直線加速度を感知する。

耳の構造

耳の解剖

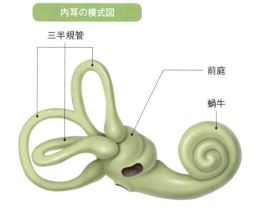

外耳・中耳・内耳の区分

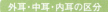

内耳の構造

内耳の模式図

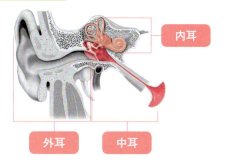

蝸牛のしくみ

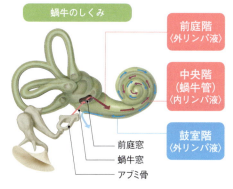

舌の構造と機能

- 舌は、口腔底にある骨格筋（横紋筋）のかたまりである。
- 舌の表面は、硬い結合組織と粘膜でおおわれており、粘膜には舌乳頭という小さいでっぱりがある。
- 舌乳頭には、舌の前から、糸状乳頭、茸状乳頭、葉状乳頭、有郭乳頭がある。
- 舌乳頭（の一部）には、味蕾がある。
- 舌は、食物の咀嚼、嚥下、発音を担うほか、味覚の受容器である味蕾で、味を感じている。
- 舌の前2/3の味覚は顔面神経、舌の後ろ1/3は舌咽神経によって支配されている。
- 味覚には、塩味、酸味、甘味、苦味、うま味の5つの基本味がある。

舌の構造

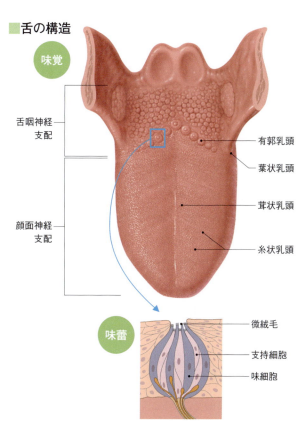

> 看護ケアにつながる！
> 機能からみる解剖生理

お風呂に入る —清潔行動—

1日の終わりにはみんな入るお風呂。
お風呂に入ることに代表される「清潔」行動は日常生活を送るうえでとても大切で、重要な看護援助でもあります。

　動いて汗をかいたらお風呂に入ります。これまでの項目とは違って、命にかかわるような行動ではないですが、"お風呂に入る"ことに代表される**「清潔」**などを目的とする行動は、**普通に生活を**送るうえで大切なことです。リラックスする効果も、**解剖生理学的**に説明がつくのです。入浴は、ほかにもさまざまな効果があります。身体の働きといっしょに勉強していきましょう。

　入浴の効果には、以下の5つがあります。
- 血のめぐりがよくなり、新陳代謝（しんちんたいしゃ）が促進される。
- 脳が目覚める、爽快感（そうかいかん）が得られる。
- リラックス効果や疲労回復効果がある。
- 関節が動かしやすくなる。
- 呼吸運動が促進される。

　上記5項目の「なぜ」について、解剖生理学的にお話ししましょう。

１　血のめぐりがよくなり、新陳代謝が促進される

２　リラックス効果や疲労回復効果がある

　お湯につかった部分は、**「温熱刺激」**が加わります。皮膚は熱いと感じる温度の温熱刺激を受けると、直後は環境の変化に**緊張**して、**交感神経**（活動するために働く神経）が働き、お湯に触れた**皮膚血管**を**収縮**させます。交感神経による**心機能の亢進**（こうしん）と、体幹部（たいかんぶ）をめぐる血液量が増えるため、**血圧は上昇**します。

　もともと**心臓**に**病気**を抱える人は、最初に入る**お湯の温度**や、**脱衣所・浴室の室温**を快適と感じられる温度になるように調節して、交感神経の働きが過度に活発にならないように注意する必要があります。熱いと感じるお湯の温度が何℃かは、その人の**体温や末梢（まっしょう）の温度**によって違います。

　しばらくすると、体温がお湯で温まって、**心地のよい環境**になり、それに適応して、**副交感神経**（休むときに働く神経）が働き出し、次第に**皮膚血管**を**拡張**させます。休む神経が優位になることから、**鎮痛（ちんつう）効果**や**リラックス効果**が生まれるのです。

最初は体温より多少高い温度のお風呂に浸かります。次第に体温が上がると、ぬるく感じ始めます。そこから湯温を心地よい温度まで上げるのが、神経にやさしい湯温調整の方法といえます。皮膚に何らかの障害がある場合は、温度による皮膚刺激が考えられます。傷がある部分を洗浄する必要がある場合は、ぬるめの湯温にすると、痛みを抑えることもできます。

また、血のめぐりがよくなるということは、細胞レベルでの活動に必要な物質をたくさん運べることにつながり、「新陳代謝」が促進されます。

細胞が活動すると、必要な物質を使った後に、必ず「ゴミ」が出ます。代表的なゴミには、二酸化炭素やアンモニア、ケトン体などがあり、溜まると身体が酸性に傾いて具合が悪くなるために、捨てる必要があります。身体に疲労感を感じさせる物質もゴミであり、捨てる効果を促進させることによって、疲労回復効果があるのです。

捨てるのは、腎臓からおしっこに混ぜて出す方法と、肺から呼吸に混ぜて出す方法があります。新陳代謝が促進されるということは、ゴミもたくさん出るので、捨てるために呼吸回数が増えたり、尿量を増やして出そうとします。

この新陳代謝という言葉は、普段の生活でもしばしば使われます。どういう意味か、しっかりわかりますか？ わかりにくいのは、「陳」と「代謝」ですね。代謝は、P.51「食べる」で説明したとおり、吸収した栄養素を自分の身体に合ったものにつくり替え、そのつくり替えた新しいものと古いものを入れ替える作業のことを指します。「陳」は「古い」という意味です。つまり、身体に合った「新」しいものと合わなくなった古いものを入れ替えるのが、新陳代謝の意味になります。

解剖生理学では耳慣れない言葉が使われることが多いのですが、このように漢字の意味を覚えることによって、その言葉の意味がわかることがあります。

■ リラックス効果・新陳代謝・疲労回復

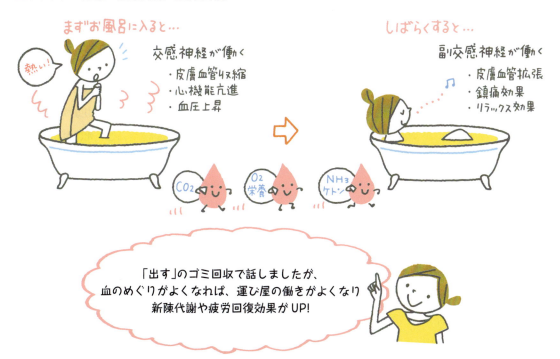

③ 脳が目覚める、爽快感が得られる

体温が下がると、脳の働きが低下します。代謝に使う酵素の働きが落ちるため、全身の細胞の元気がなくなるからだ、と考えられています。

酵素が最も働きやすく、代謝が最もスムーズに運ぶ体温は、体幹の温度（核心温度）が37℃のときです。ちなみに、核心温度が35℃になれば、物忘れ（健忘）が激しくなり、呂律が回らなくなります（構音障害）。

それより下がると、意識障害や危険な不整脈が出現するようになり、20℃になると心臓が止まります。冬山で遭難し「寝るな!! 死ぬぞ!!」と言っているシーンを、よくテレビなどで見かけます。しかし、あれは寝ようとしているのではなく「意識障害」なので、眠くなる前に積極的に動いて体温を上げるほうが理にかなっているのです。

■ 入浴後すっきりするわけと入眠効果

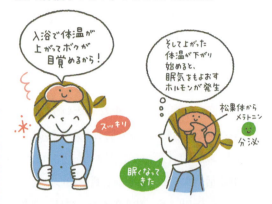

反対に体温が上がれば、酵素が働きやすくなり、細胞も元気になって脳の働きが向上します。入浴時に、湯温が体温より高ければ、加温された血液が全身の細胞を元気にしてくれ、脳も元気になり活発に働き始めます。脳が目覚める、ということです。意識がいまひとつはっきりしない患者さんが、入浴後すっきりした様子でいるのをよく見かけますが、このような理由からなのです。

しかし、核心温度が上がりすぎても、身体のほとんどに存在するタンパク質が変性して、細胞が障害され始めるため注意が必要です。核心温度が41℃を超えると細胞障害が起こり始め、脳が働きづらくなり意識障害が起こります。核心温度は43℃で10分経過すると、死に至ります。

また、身体がいったん温まってから、体温が下がり始めると、脳の視床下部に付属している松果体からメラトニンという眠気を催すホルモンが産生されます。そのホルモンが視床下部の睡眠中枢を刺激し、眠気を催すのです。このような理由から、夜寝る前にお風呂に入ると、スムーズに眠れます。同様に、足湯でもこの効果が狙えるので、不眠を訴える患者さんの場合は、足浴を行ってみてもいいでしょう。

■ 体温の分布

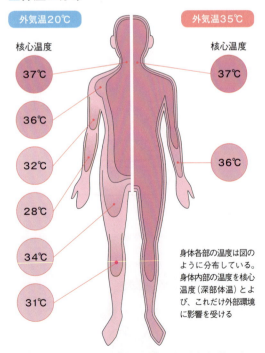

身体各部の温度は図のように分布している。身体内部の温度を核心温度（深部体温）とよび、これだけ外部環境に影響を受ける

Achoff J., Wever, R. Kern und Schale im Wärmehaushalt des Menschen. Naturwiss 1958; 45 (20): 477-485 より引用

④ 関節が動かしやすくなる

私たちは、地球上にいる限り、重力から逃げることは難しいです。普段は意識していませんが、重力に逆らって立ったり、椅子に座ったりしています。これは、無意識に背中を伸ばしたり、頭を伸ばしたりして姿勢を保つための筋肉を緊張させているということです。

液体に身体を入れることで、身体には浮力が働きます。身体の体積分の液体の重さが、浮かべる力として働くのです。重力があるために、緊張していた姿勢を保つための筋肉は、この浮力によって助けられ、緊張状態からかなり解放されます。このような理由で、入浴は気持ちのいい行為に感じられ、湯船につかるとゆったりした気分になるのです。

何らかの障害によって、筋力が落ちてしまった人にとっては、重力はかなりの負担になるので、浴槽の中で浮力を使った運動機能のリハビリテーションがよく行われています。

■ 浮力で緊張がとける

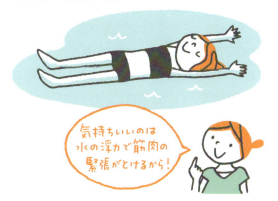

気持ちいいのは水の浮力で筋肉の緊張がとけるから！

⑤ 呼吸運動が促進される

浴槽の水深が深いほど、水圧は強くなります。つまり、頭まで浸かると、水圧によって胸郭（肺が入っている部分）の広がりが抑えられ、腹部にかかる水圧によって横隔膜（胸郭の底の部分）が押し上げられて、呼吸が若干しにくくなります。さらに、新陳代謝が促進されることにより、呼吸回数は増えます。また、血のめぐりがよくなるため、循環器にも負担が増えます。

呼吸器や循環器に異常がない場合は、ほとんど自覚がない程度の変化に感じられますが、病気を抱える患者さんにとっては、入浴は呼吸器や循環器に負担がかかる動作といえます。負担を軽くするためにできることは何でしょう。新陳代謝が上がらないようにすると、入浴の効果自体が落ちてしまうので、短時間で済ませるのも限度があります。負担の軽減には、水圧を何とかする必要がありそうです。

水圧を弱くするには、お湯に浸かっている深さを浅くすればいいのです。頸までしっかり浸かるより、乳首の高さまでつかるほうが水圧は弱くなるのです。多くの若い女性の間で行われている半身浴（お腹のあたりまで浸かる）のほうがさらに安全で、患者さんの状態によっては、湯船に入らずシャワー浴にすることもあります。

頸までしっかり浸かりたいのであれば、臥床入浴のほうが水圧がかからないので、呼吸が楽に行えます。最近のスーパー銭湯やクアハウスでは、「寝湯」ができるところが増えています。

仰向けに近い体位での入浴は、胸郭の広がりや横隔膜の下降運動がしやすいために、呼吸器や循環器の負担が軽減され、入浴の効果のいい部分が狙いやすいといえます。

病院で患者さんが機械浴をする場合、ファウラー位などの安楽な体位で入浴できるようになっていたり、ミスト浴などで水圧自体がほとんどかからない方法が選択できたりします。

＊＊＊

入浴には、さまざまな効果があり、私たちは普段ほとんど意識しないでこの行動を行っています。しかし、看護師として患者さんの身体と生活をみていくには、普段どおりの何気ない行動を通して、自分の身体の中で何が起こっていて、そのことで今の状態がある、という考え方の「クセ」を身につける必要がある、と考えています。この解剖生理学に基づいた考え方ができるようになると、自分の行動に根拠が生まれ、自信をもって行動を起こすことができるでしょう。

■ 負担を軽くする入浴法

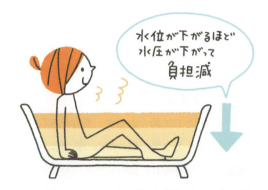

\ 楽しく学ぶ！/
解剖生理column

お風呂とおしっこ

お風呂に入ると、おしっこがしたくなりませんか？　水圧で下腹部が押されるためにしたくなるのも、理由の一つには挙げられますが、水圧は微々たるものなので、おもな理由にはなりません。

おしっこを出すときには、副交感神経が働いて、膀胱の壁の筋肉を収縮させ、膀胱の出口の筋肉（尿道括約筋）を弛緩させます。お風呂に入ってリラックスするということは、おしっこを出す状態に近づくことになるのです。前述の新陳代謝が促進されるために、ゴミを捨てようと尿をつくる、という理由もあります。全身の血流がよくなることによって、腎臓にも血液がたくさん流れるために、つくられる尿の量も増えます。

また、「水の音がする」というのも、理由の一つに挙げられます。水の音は排尿時に聞かれるため、耳から入った音の刺激が、脳の排尿中枢を刺激します。いわゆる「条件反射」です。男性の高齢者で、尿の出にくさを訴える方がいたら、手洗い場の水道の蛇口をひねって、水の音を聞かせるようにすると、うまく排尿できる場合があります。

このような理由により、入浴前には「（排尿は）まだ大丈夫」と思っても、入ってから「あらら……」ということは、当たり前なのです。公衆浴場では、脱衣所の近くにトイレがあることが多いのはそんな理由があります。患者さんに入浴を勧めるときは、できるだけ排尿を済ませていただいてからにしましょう。

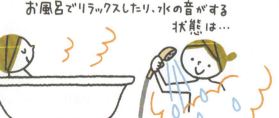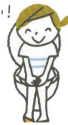

看護ケアにつながる！
機能からみる解剖生理

眠る —身体のリズム—

私たちは、朝起きて夜になると眠る生活リズムをもっています。
休息や成長に欠かせない「眠る」ことをナースの生活も含めてみていきます！

1 生物がもつ1日のリズム

人は昼間起きて、夜になると寝る**昼行性動物**です。自然界には、これとは逆の生活リズムをもつ夜行性動物もいますが、ずっと起きていたり、ずっと寝ている動物はいません。

このような、動物がもつ**約1日（約25時間）**の周期でくり返される**生体のリズム**を、**サーカディアンリズム**といいます。語源はラテン語の「circa：おおよそ」「dies：日」で、日本語では**概日周期**ともいいます。

このサーカディアンリズムは、**外の環境から隔離**しても**崩れません**。これは体内にリズムをつくる**時計**をもっているからとされていて、この時計のことを**生物時計**や**体内時計**といいます。

この時計も**本能**にかかわるので、**視床下部**にあります。約25時間で動くということは、毎日約1時間ずれていくということになりますが、この時計は、**環境に合わせて**、時間を**自動調整**してくれる機能がついています。環境が日中明るく、夜暗くなるということに合わせて、24時間ごとに**毎日リセット**します。

この機能は生まれつきあるものではなく、身体の**成長とともに発達**していきます。**赤ん坊**が2〜3時間ごとに寝たり起きたりをくり返すのは、機能がまだ**未熟**だからです。

ある程度成長すると、決まった時間に**学校**や**仕事**に行き、夜帰ってきて**休む**、という活動のリズムをもつようになります。このリズムも、**生物時計の自動調整**に役立っています。この後の「②眠る『きっかけ』」の項で説明しますが、この生物時計は**体温のリズム**にも役立っています。

話は変わりますが、**高齢者が朝とても早く目が覚める**のは、周知の事実です。これは、仕事などの**社会活動から遠ざかり**、自動調整を行う**きっかけが減って**しまうのと、生物時計の自動調整自体が**加齢による機能低下**を起こしているから、といえます。

海外旅行などでは、生物時計と外部環境の**ずれ**が起こります。睡眠と覚醒のリズムは、外部環境に同調しやすいですが、**体温のリズム＝活動準備のリズム**は同調までに**時間がかかる**ために、**何となくだるい**などの不調を訴えます。これが**「時差ボケ」**の正体です。

■サーカディアンリズム

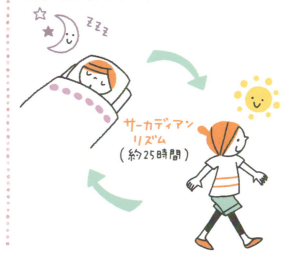

サーカディアンリズム（約25時間）

日中行うさまざまな活動に関してはこれまでやってきましたので、今度は"休む＝眠る"という行動について解剖生理学的に勉強していきましょう。

眠る目的は、身体と心の休息が大きいのは考えればわかることです。しかし、目的はそれだけではないのです。以下の2つがあげられます。
● 身体と精神の休息（体力と精神力の回復）
● 身体の成長

2　眠る「きっかけ」

心地よい眠りを得るためには、環境が大切です。明るい環境ではよく眠れないのは、だれでも経験があると思います。夜になると眠くなるのは、暗くなるからです。

人間はもともと昼行性の動物なので、光刺激を受けると、脳の視床下部が刺激され、活動に備えて新陳代謝が活発になるため、体温が上昇します。体温が一番高くなるのは、16～18時といわれています。

暗くなってくると、やはり視床下部が感知して、視床下部にくっついている松果体とよばれる部分からメラトニンというホルモンが分泌されます。このホルモンが眠気を催すきっかけになります。休息に備えて新陳代謝を抑えることから、体温は下がります。

体温の下降は、明け方まで続いて、6時くらいに最低になります。この最低体温が高いということは意味のあることで、身体のどこかで炎症（えんしょう）が起こっていたり、女性の場合は排卵（はいらん）を知らせるサインだったりします。看護業務として、朝、患者さんの体温を測ったり、基礎体温も早朝覚醒時、時間を決めて測るのは、この最低体温が知りたいからです。

■ 眠るきっかけと体温の関係

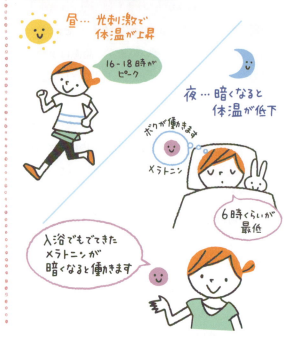

3　身体と精神の休息（体力と精神力の回復）

RPGなどのゲームでは、宿屋に一泊するだけで、体力と精神力が全回復します。実生活では全回復とまではいきませんが、ある程度回復するのはゲームといっしょです。これにも理由があります。

しかし臨床の現場では、寝たはずなのに疲れがとれない、寝た気がしない、という訴えをよく聞きます。これは患者さんの自覚の問題で、実際に「寝ていた」「寝ていない」の問題ではないのです。睡眠で得られる満足感＝

「熟睡感」を得るためにはどうすればよいのでしょう。

熟睡感を得るためには、適度な睡眠サイクルと睡眠時間がポイントです。人間の眠りは2種類に分けられます。「レム睡眠」と「ノンレム睡眠」です。「レム睡眠」は、身体は休んでいますが脳は起きている状態です。

レム（REM）とは脳の活動を表す眼球運動を指しています。急速（Rapid）、眼球（Eye）、運動（Movement）の略で、英語で覚えておくと、意味ごと頭に入るのでオススメです。

レム睡眠の意義については、さまざまな説があります。私が一番しっくりくるのは、起きている間に得た視覚や聴覚の情報を、自分の記憶と照合しながら、必要な情報と不要な情報に分別し、不要な情報を消去する、というものです。夢で見ている内容は、この分別作業が反映されている、といわれています。

レム睡眠の間は、脳から身体へ運動の命令が出ています。この命令は、後頭部の下あたりの延髄とよばれる部分で抑えつけられ、身体にはほとんど届かないのです。脳は起きて命令を出しているのに、身体は動かない……この格差状態が顕著に現れることが「金縛り」で、金縛り状態のときに見えているものは夢であると考えられています。

睡眠が深くなってくると、脳も休息状態に入り、眼球運動もみられなくなる「ノンレム睡眠」に入ります。

このレム睡眠とノンレム睡眠を1セットと考え、睡眠サイクルとよびます。睡眠サイクルの長さは、80～100分と個人差はありますが、おおよそ90分といわれています。睡眠時間は平均的な健康体の人の場合、6～7.5時間であり、一晩で4～5サイクルくり返します。

最初の1サイクル目はレム睡眠が短く、ノンレム睡眠時間が長くなり、最後のほうのサイクルになれば逆になります。また、覚醒時間が長ければ、覚醒中に得た情報量に比例してノンレム睡眠の時間も長くなります（睡眠サイクル自体は変わりません）。

3番目か4番目のノンレム睡眠のときに起こされると、「寝起きが悪い」状態になります。自分がどのくらい寝ればすっきり目覚めるのかは、何となくわかるはずです。そこから個人的な睡眠サイ

■レム睡眠とノンレム睡眠

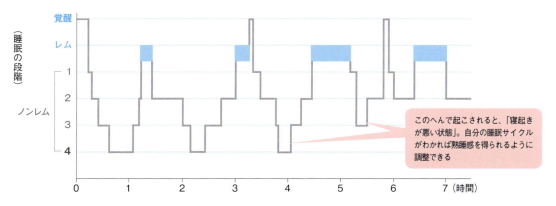

■睡眠サイクルとスッキリ起きるタイミング

このへんで起こされると、「寝起きが悪い状態」。自分の睡眠サイクルがわかれば熟睡感を得られるように調整できる

クルの長さを推測できるので、熟睡感を得られるように調節することが可能です。

睡眠サイクルの長さがわからなくても、携帯電話などの目覚まし時計機能の設定を30分ずらしてすっきり目覚める方法もあります。起きる30分前に1回鳴らします。このときの睡眠状態はどの段階でもかまいません。いったん止めてから二度寝します。次に鳴るときには浅眠状態にあるので、すっきり目覚めることができます。

\楽しく学ぶ!/
解剖生理column

一晩寝るとスッキリするのは、なぜ？

日常会話のよくある話題として夢がありますが、そのとき、夢をよく見る、めったに見ないという話も話題にあがります。しかし、ほとんどの人は毎晩夢を見ていて、単にそれを覚えているか、覚えていないのかの違いだけなのです。

では、夢はなぜ見るのでしょうか？ 先ほども話したとおり、夢はレム睡眠中に見ており、起きている間に得た情報を、自分の記憶と照合しながら必要な情報を残し、不要な情報を消去しているからかもしれません。つまり、起きている間、職務中にストレスの原因となるような不愉快な出来事があったときも、一晩寝るとスッキリするのは、脳がレム睡眠の間に不愉快な情報を不要だと判断し記憶から消去しようとしているからと考えられます。

蛇足ですが、ミシェル・ゴンドリー監督作の映画「エターナル・サンシャイン」(2004年・米国)では、恋人同士であった主人公の男女の間でキーとなる記憶消去手術が存在し、それは一晩夢を見ながら特定の記憶を消すというものでした。耐えられない失恋の思い出を、夢を使って記憶から消去するということですね。

■ **夢を見るときの身体の状態**

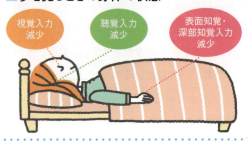

4 身体の成長：寝る子は育つ

ノンレム睡眠のときには、視床下部にぶら下がるようにある**下垂体**とよばれる数種類のホルモンを出す器官の前の部分（**前葉**）から、**成長ホルモン**が分泌されます。成長ホルモンは、**若年者**にとっての**身体的な成長**を促進させるだけではなく、**大人**になってからも、身体に必要な**タンパク質の合成**を促進してくれるので、睡眠をとると**疲労回復**につながります。「**寝る子は育つ**」ということわざは**本当**のことなのです。

5 夜働くということ

近ごろは**24時間営業**のコンビニエンスストアは当たり前になってきています。**夜働く人**が増えているということです。それ以前から、看護業界は**夜勤**があったので、夜働くことが特別なことだとは私は思っていませんが、夜働くということは、**生物時計**と**生活のリズム**が**合わない**ので、身体に**さまざまな症状**が出やすくなります。

夜勤と関連して、眠るべきときに眠れなかった

り、昼間に強い眠気が出たりする睡眠障害を、「交代勤務性睡眠障害」といいます。時差ボケを自ら起こしているのと変わりません。夜働くということは大変なことなのです。

夜勤の組み方には、「正循環」と「逆循環」の2つがあります。正循環は日勤→準夜勤→深夜勤と、だんだん業務開始を遅くする方法です。逆循環は、深夜勤→準夜勤→日勤と業務開始が早くなっていきます。

生物時計のしくみからいえば、時間を追って遅くなる正循環は適応しやすく、時間をさかのぼる逆循環は適応しにくいのです。私も夜勤をしていましたが、以前の職場では、3交代の場合、日勤→深夜勤→準夜勤が基本的な流れで、適応しにくい逆循環でした。

さらに、勤務が短い周期で変わる（例：日勤→深夜→深夜→準夜→準夜）ので、生物時計の調整を頻回にしなければなりませんでした。夜勤後の休息が十分にとれなくなるので、時差ボケ状態になりやすいのです。そんな状態でも笑顔を忘れない看護師さんってカッコイイですね。

これに対して、夜勤だけ4～5日ずつ続ける「スロー・ローテーション」ならば、生物時計の調整がしやすくなります。体調がよくなることで、仕事の能率アップやケアレスミスが減る可能性があります。

お疲れ様の夜勤者の方へ

夜勤前には、自分の睡眠サイクル1～2回分の昼寝をしましょう。昼寝（なるべく午後）は、夜の分の睡眠時間を先取りする効果があるのです。夜勤中の集中力を確保するために、少しでも眠っておくことが大切なのです。夜勤中にも、可能な限り交代で仮眠をとりましょう。目が覚めたら、覚醒効果のあるコーヒーなどをとると、早く集中力が戻ってきます。

強い日差しなどの光刺激が目に入ると、生物時計はリセットされて、活動状態に入ろうとします。仕事中には目に積極的に光刺激を取り入れると、活動状態に入るために集中力が増します。

仕事が終わったら、反対に光をなるべく避けましょう。というわけで、夜勤明けにはサングラスをかければいいのです。自宅に戻ったら、なるべく暗い環境をつくり、午前中から昼寝に入ります。洗濯や掃除は起きてからしましょう。夜の睡眠を先取りしてしまわないように、遅くとも14時までには起きるようにします。眠る時間は自分の睡眠サイクルから割り出します。

夜勤明けに遊びに行ってしまう元気な看護師さんをたくさん知っていますが、夜勤のストレスで副腎皮質ホルモン（ドーピングに使われるステロイドホルモン）が分泌されているため、疲れがごまかされてハイになっているだけです。ステロイドホルモンは作用がたくさんあるホルモンで、その一つに炎症（免疫によって起こる）を抑えてくれる働きがありますが、逆にとれば免疫が働きにくくなることになります。病気に対する抵抗力が落ちるということです。夜勤明けは積極的に休みましょう。

■ 夜勤の組み方

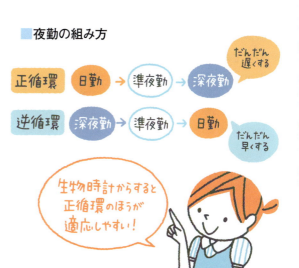

6 心地よい眠りを得るために

熟睡感を得るためには、活動時間と睡眠時間のメリハリをしっかりつけることが大切です。入眠前に入浴することで、脳の覚醒を促し、その後のリラックス効果でスムーズな睡眠導入を図ることができます。入浴ができなければ、温かいタオルで顔を蒸してもいいでしょう。入浴と同様のリラックス効果が期待できます。

■夜になると咳がひどくなる理由

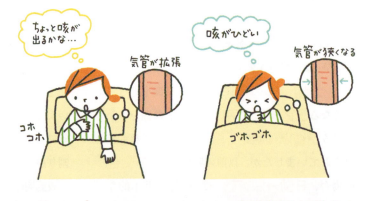

昼間は何とかがまんできていた、歯が痛い、傷が痛いなどの痛みは、夜強くなります。昼間の覚醒時には視覚や聴覚、運動感覚など、ほかに集中すべき感覚が優先されるために、痛みがごまかされているのです。これが、夜寝ようとすると、痛みの感覚のみが残り、そこに集中してしまうのです。

また、日中少し咳が出るという自覚があった場合には、早めに受診しましょう。夜になって眠るころには咳がひどくなるのがわかっているからです。救急外来では、咳がひどいから診てほしいという患者さんが、夜にたくさんやってきます。

受けている側としては、「昼間来ればよかったのに」と思ってしまいますが、患者さんは理由があって昼に来なかったのです。昼は仕事をしているから、という理由もあるとは思いますが、おもな理由は、「昼はそんなに咳が出なかった」です。なぜ夜になって寝るころに咳がひどくなるのでしょう。

その理由は自律神経（生きていくために意識しないで働いている神経）の働きによって説明がつきます。自律神経は、交感神経（活動するときに働く神経）と副交感神経（休むときに働く神経）からなります。

起きているときには、交感神経が優位になるため、活動に適したように、空気の通り道である気管が広がっています。また、心臓よりも下に下肢がある状態のために、下肢に行った血液がスムーズに胸部に戻ってくることもなく、肺に流れる血液も、寝ているときに比べて少なくなります。

ところが、夜になって寝るころには、副交感神経が優位になります。寝るときには、活動時に比べて呼吸の必要性が少なくなるために、気管が狭くなります。これに加えて、横になると胸部の血流がよくなるために、気道分泌物の量が増えてしまいます。その結果、咳が昼間に比べてひどくなるのです。

これがわかったうえで患者さんに接するのと、わからないで接するのとでは、看護師さんの表情に雲泥の差が出てくるでしょう。患者さんにも、看護師として自分の言葉で「夜咳が出る理由」を説明できるようになるといいですね。

看護ケアにつながる！
機能からみる解剖生理

見る・聞く・におう・味わう・痛む
― 感覚のしくみ ―

私たちが生活するうえでとても大切な感覚のしくみについて
見る・聞く・におう・味わう・痛むの5つに分けてお話しします！

① 見るしくみ

　私たちが普通に見ている景色は、実は**眼**にうつったものを脳で構成し直したものです。私たちの眼に景色の情報が入ってくるときには、**角膜、水晶体、硝子体**を通って**網膜**にうつります。使い捨てカメラでいう、**レンズ（角膜・水晶体）、内部空間（眼房水・硝子体）**を通って、景色の情報が**フィルム（網膜）**に焼きつけられるのと同じです。カメラのフィルムは平面なので、うつった景色はそのまま写真という形で出てきますが、**眼球は球体**なので、フィルム（網膜）は平面ではありません。どううつっているのでしょう。網膜にうつる映像は再現可能です。

　カレーなどを食べる金属製のスプーンを用意してください。手鏡を見るように、スプーンのくぼんだ部分に自分がうつるように持ってください。どううつりますか？　上下が逆さまですね。その自分にあいさつをしてみます。「やぁ」。あれ？　上げた手が鏡にうつる感じと違いますね。実は左右も逆です。網膜は、スプーンのくぼんだ面に物がうつるのと同じようなしくみになっているので、**上下左右逆**にうつっているのです。

　うつった情報は網膜で電気信号に変えられ、視神経を通って**後頭葉の視覚中枢**に運ばれ構成し直されて、私たちは眼の前のものをそのまま認識できています。網膜からの電気信号が、視神経を通って視覚中枢に運ばれる経路を**視覚伝導路**といって、どの部分が障害されると視覚がどうなる、というところは国家試験にも出題されます。

　とくによく出題されるのは、**視交叉**（しこうさ）の部分が**下垂体腺腫**（かすいたいせんしゅ）で障害された場合に起こりやすい

■ 視覚伝導路

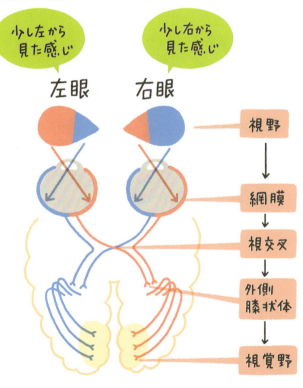

神経系、感覚器の解剖生理

6 お風呂に入る／眠る／見る・聞く・におう・味わう・痛む

「両耳側半盲（りょうじそくはんもう）」です。両眼で見る視覚のうち、耳側（外側）が見えなくなり、**視野がかなり狭くなります**。物にぶつかって転倒のリスクが上がりますね。理解しておきましょう。

明順応と暗順応

　暗い場所から急に明るい場所に出ると、まぶしくて眼の前が一瞬見えなくなります。その後、まぶしさが軽減して見えるようになります。これを**明順応（めいじゅんのう）**といいますが、光の量は変わらないはずなのに、なぜまぶしくなくなったのでしょう。その理由は、おおまかに2つに分けられます。

　1つめは、カメラでいう**しぼりの部分（虹彩）**が縮瞳（しゅくどう）することによって小さくなり、網膜に届く光の量を減らしたからです。2つめは網膜の細胞がその光量に慣れたからです。明るいところでは、網膜の一番よく物が見える部分（錐体細胞（すいたい））を使っています。**錐体細胞**は、暗い場所では働きが鈍りますが、明るい場所での**色の識別**が得意です。

　明るい場所から急に暗い場所に移動したときも、何も見えなくなります。縮瞳している状態で暗いところに移動したので、網膜に届く光の量が足りずに見えなくなるのですね。これも次第に散瞳して、網膜の細胞も少ない光に慣れてだんだん見えるようになります。これを**暗順応（あんじゅんのう）**といいます。

　暗い場所では、網膜の中心よりやや外れたところにある**杆体細胞（かんたい）**を使って物を見ています。杆体細胞は**明暗**を判断するのに適していますが、色の識別は不得意です。というわけで、暗い場所に眼が慣れたとしても、色の判断が難しいのです。さらに、杆体細胞が働くときには、**ビタミンA**を材料とするロドプシンという物質を消費しますが、消費したロドプシンの再合成には時間がかかります。明順応より、暗順応に時間がかかるのはこのためです。

　高齢者の場合は、さらに**老人性縮瞳**という状態が重なります。加齢により、瞳孔が開きにくくなるのです。これにより、さらに暗順応に時間がかかります。高齢者のケアにあたるときにはこの点にも留意して、夜間は足元がよく見えるように**フットライト**を使用するなどの工夫が必要になります。

明順応・暗順応

急に明るいところへ行くと…   縮瞳

急に暗いところへ行くと…   散瞳

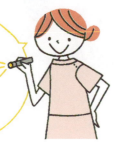

明順応は、ナースがペンライトで患者さんの眼に光を入れて確認する**対光反射**と同じ原理です

\楽しく学ぶ！/
解剖生理column

鳥目は本当に鳥目？

　暗い場所で使用するロドプシンの材料がビタミンAです。**ビタミンAの欠乏**により、暗順応が著しく低下し、暗い場所で長時間、物が見えなくなる状態を「**夜盲症（やもうしょう）**」といいます。別名「**鳥目**」です。

　昼間活動するタイプの鳥は、鳥かごにおおいをして暗くするとおとなしくなるので、眼が見えていないのではないか、ということで夜に見えなくなることを鳥目と言い始めたらしいです。

　とはいえ、すべての鳥が夜盲症というわけではありません。本当の鳥目はもともとの視力が弱いニワトリくらいです。そういわれれば、フクロウは夜行性の鳥として有名でしたね。

② 聞くしくみ

耳には機能が2つあります。1つは音を聞く機能で、もう1つが平衡感覚をつかむ機能です。1つずつお話ししていきます。

音とは何でしょう？ 音はエネルギーの波であり、私たちの耳で感じることができるものを「音」とよんでいます。波が小さければ高周波といい、高い音として聞こえます。波が大きければ低周波といい、低い音として聞こえます。音として聞こえない音波を、超音波といいます。

私たちは耳介で集めた音を、外耳道を通して鼓膜に伝えます。鼓膜は外側が皮膚、内側が粘膜の薄い膜です。音はこの鼓膜を揺らします。鼓膜の揺れは、中耳にある耳小骨に伝わります。耳小骨は、人体最小の骨として有名で、鼓膜側からツチ骨、キヌタ骨、アブミ骨といいます。それぞれの名前は、その骨の形からついています。ツチは槌、キヌタは砧（槌で叩くときに使う台）、アブミは馬に乗るときに足をかける鐙からきています。3つの骨が連なり、鼓膜の振動を増幅します。増幅された振動は内耳神経に伝わります。

このようにして、小さな音でもしっかり神経に伝わるようになっているのですが、逆に大きすぎる音はどうでしょう。増幅されると神経を痛めてしまいますね。耳小骨には小さな筋肉がついていて、大きすぎる振動が伝わってきた場合には、その筋肉が収縮し、増幅を小さくします。大きすぎる音から内耳神経を守るしくみがあるのです。

その内耳神経は、前庭神経と蝸牛神経に分かれます。このうち、音の情報を側頭葉の聴覚中枢に伝えるのが蝸牛神経になります。蝸牛とは、かたつむりのことです。かたつむりの殻によく似た形をしています。渦巻き型の器官の内側には短い毛がびっしり生えており、なかに入っているのはリンパ液です。なぜ液体が入っているのかというと、水のほうが振動が伝わりやすいからです。イルカやクジラは海中で声を出して、数百キロ離れた仲間とコミュニケーションをとるという話を聞いたことはないですか？ 空気より水のほうが、音波を通すのに適しているのです。

高周波の音（高音）はおもに蝸牛の根元のほうの毛を動かし、低周波の音（低音）は遠くまで伝わるので、蝸牛の先端のほうにまで伝わり、毛を動かします。リンパ液中に伝わった音波が動かした毛の動きで電気信号に変わって、聴覚中枢で音として感じられます。

■音が聞こえるしくみ

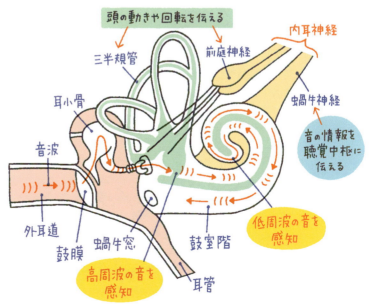

伝音性難聴と感音性難聴

　音が聞こえにくくなる原因は、大きく2とおり考えられます。1つは外耳道に**耳垢**が溜まって音の通りを妨げている場合や、鼓膜が破れてしまった場合、**中耳炎**などで耳小骨が動かなくなってしまった場合です。音の伝わりが悪くなるので、**伝音性難聴**といいます。

　もう1つは、**内耳や聴覚中枢の障害**で、伝わった音が感じられない場合です。**感音性難聴**といいます。感音性難聴のうちでも、老化による老人性難聴は、蝸牛管の内側の短い毛は、老化により根元のほうから抜け落ちていきます。つまり、高周波の音（高音）が聞こえにくくなるのです。**高齢者には、低い声**で話しかけないと聞こえないのは、こうした理由があったのですね。

■ 老人性難聴

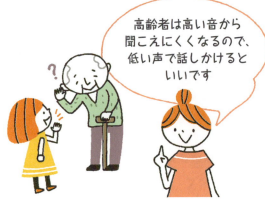

平衡感覚をつかむ

　つぎに、もう1つの耳の機能、平衡感覚について説明していきます。平衡感覚は内耳神経のうち、**前庭神経と3本の半規管**で感じています。このあたりは非常に複雑なので、ごく簡単に説明します。

　前庭神経は**頭の傾きや動き**を感じています。半規管は**頭の回転**を感じています。前庭や半規管の中は、蝸牛と同じようにリンパ液で満たされていて、その内側の細胞にはやはり毛が生えています。前庭の毛の上には耳石というカルシウムでできた砂が敷き詰められています。この砂が頭の動きや傾きに合わせて動き、毛を揺らすことによって、電気信号に変えられ、中枢神経に伝わります。

　半規管は、直角に配置された部屋の壁2面と床のような位置関係で、お互いに直角になるように配置されています。それぞれの半規管の中には、リンパ液が入っていて、頭が回転したときには半規管は動きますが、中のリンパ液はすぐには動かないため、毛が動いて電気信号が生まれます。頭の回転をずっと続けると（例えば、回る椅子に腰かけてぐるぐる回る、など）、中のリンパ液にも流れが出てきて、回転を止めても回っている感覚が生まれます。

　この電気信号は、橋と延髄の間にある**前庭神経核や小脳**に送られます。そこから、姿勢が崩

■ 半規管のしくみ

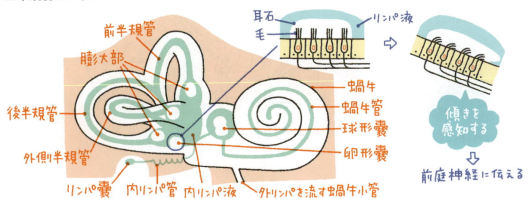

れて倒れないように身体を動かしたり、頭が動いても視線がぶれないように、調節系の運動神経（錐体外路系）が働きます。

この平衡感覚をつかむ器官に異常が生じると、動いてもいないのに頭が動いたり傾いているように感じる「めまい」を起こします。目も勝手に不要な調節を始める「眼振」がみられます。自律神経への負担が増して吐き気や嘔吐がみられる場合があります。

めまいが起こったらどうする？

原因によって対処法はさまざまです。脳の異常の場合は、原因疾患の治療以外の手立てはありません。脳の原因以外で、めまい、難聴、耳鳴の症状が出る有名な病気がメニエール病です。患者数は多くはないですが、30〜40歳の女性に多い病気です。原因はストレスや睡眠不足などです。

基本的に内耳の浮腫で起こるので、浮腫を軽減するには、心臓より高い位置にすることが必要です。頭を少し高くした安楽な体勢といえ

ば、ファウラー位かセミファウラー位がいいですね。嘔吐の可能性も視野に入れると顔は横に向けますが、どっちに向けるかも決まってきます。浮腫が起こっているほうの内耳は耳鳴り（低音）がします。耳鳴りがするほうの耳が上になるように横に向ければいいのです。

また、低音の耳鳴りがするということは、低い声で話しかけると、かき消されて聞こえづらくなります。休む部屋の明るさも重要なケアポイントです。物が見えると、眼振によってめまいが増強しますので、暗い部屋で休んでいただきましょう。発作の最中は歩行が困難になりますので、日常生活動作（ADL）は全介助になります。排泄介助は受けるほうもつらいものです。発作は必ず治まることを伝えながら、ケアにあたりましょう。

■ めまいがあるときの体位

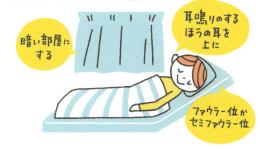

③ においしくみ

においのコントロールは、看護にとって患者さんの環境を整えるうえで重要な意味があります。さまざまなにおいはどのように感じているのでしょう。鼻孔からにおいのもとになる物質が入ると、その物質は鼻腔の上部、嗅上皮とよばれる粘膜に溶け込み、嗅細胞が感知します。このときに発生する電気信号が、嗅神経を伝わってすぐ近くにある嗅中枢に伝わり、においを感じています。

このにおいを感じるメカニズムは、多くの感覚神経が通る視床を通らずに、大脳の嗅中枢である、視床下部や辺縁系といわれる本能をコント

ロールする部分に伝わります。香水や体臭が、人間の感情や行動に大きく影響するのはこのためです。

においの物質をキャッチするセンサーを嗅覚受容体とよび、人間で約500万個あるといわれています。においの基本となる物質は、文献によりかなりばらつきがありますが、少なくとも50種類以上あるといわれます。その組み合わせで感じるにおいが変わりますので、人は数万種類のにおいを感じることができます。

この嗅覚は、老化により受容体の数や感受性が低下し、鈍くなっていきます。また、

同じにおいをずっと嗅いでいると、そのにおいが感じられなくなる現象が生じます。においは、順応性が高いせいでこうなるのですが、1つのにおいに慣れてしまった場合でも、違うにおいは敏感に感じとることができます。また慣れてしまったにおいのもとから離れれば、再びにおいを感じることができます。

においの好みは十人十色です。同じにおいでも、いい"匂い"と感じる人もいれば、くさい"臭い"と感じる人もいます。患者さんの状態によっては嘔気を誘発する場合も考えられますので、看護師に香水は仕事のじゃまになります。仕事が終わったあとならば、いい気分転換にもなるのでオススメです。

■においしくみ

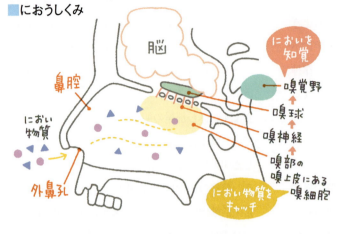

\楽しく学ぶ！/
解剖生理column

犬の嗅覚は人間の百万倍

犬の鼻腔はヒダがたくさんあり、嗅覚受容体の数は2億個あるといわれています。受容体の感度も人間よりずっとすぐれているので、犬の嗅覚は人間の百万倍〜1億倍ともいわれます。

嗅覚の敏感度は遺伝子レベルで解析が進んでおり、嗅覚受容体遺伝子の研究をした方はノーベル医学生理学賞を受賞しています。その研究によると、アフリカゾウは犬の倍以上の嗅覚遺伝子をもっているそうです。嗅覚に関しては犬よりゾウが上の可能性がありますが、人の生活に役立つという観点から考えると、体の大きさと訓練の難しさから、犬の嗅覚に軍配が上がりそうですね。

④ 味わうしくみ

人間の場合、味はおもに舌で感じます。味覚の受容器は花の蕾の形をしているので、味蕾とよばれます。この味蕾は舌に2,000〜3,000個ありますが、年齢とともにその数は減少し、感受性も落ちていきます。以前は、舌の先端で塩味・甘味を、舌の奥で苦味を強く感じるという説がありましたが、最近の研究では、舌のどの部位でも味の感じ方には差がないことが明らかになっています。では、なぜ味を感じる必要があるのでしょうか。

味には基本とされる甘味、酸味、塩味、苦味、うま味の5つがあります。味を感じる物質が味蕾の受容体を刺激し、5種類の味を電気信号に変えて味覚中枢に伝えています。しかし味覚はそんな単純なものではなく、辛味（痛覚に近い）、アルコール・炭酸飲料などの刺激や、温度、舌触りなどの刺激も、直接神経を刺激して味覚中枢に伝えられ、総合的に味覚を感じています。

私たちは、身体にとって有用な物質を「おいしい」と感じ、不要もしくは害のある物質を「まずい」と感じることによって、身体に入ってくる栄養のコントロールをしているのです。例えば、

■ 味覚を伝える神経

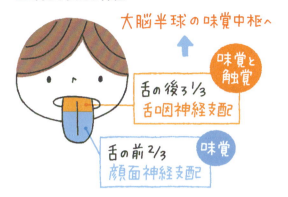

ケーキの生クリームには糖分や脂質などのエネルギーのもとがたくさん入っているので、積極的にとり込もうとして、脳はおいしいと感じます。反対に身体の害になる毒の多くは苦味をもっているので、脳はまずいと感じて、反射的に口から出そうとします。酸味のもとになる酸は、口腔や咽頭の粘膜を傷害するかもしれないので、過度の酸味は苦痛を感じます。味を感じることによって、身体を守っているのです。

子どもはピーマンやゴーヤを苦いといって食べたがりません。大人は平気で食べています。この違いは、ただの好き嫌いではなく、成長に従って苦味が鈍くなってきたからです。つまり、同じピーマンでも感じている苦味が違うのです。塩味も同じです。高齢者は、塩味が感じにくくなるので、醤油や塩をたくさん使わないとおいしく感じられないのです。過剰な塩分は血圧を上昇させるのでしたね。酸味は加齢による低下がほかの味覚に比べて少ないので、適度な酸味によって塩分を控えることが可能になります。

患者さんの口の中、ゼッタイきれいにしたい

病院で見た、患者さんの舌はどうなっていましたか？　白や黄色、人によっては黒く変色している方はいませんでしたか？　舌苔がこびりついているのですが、舌苔とは何でしょう？

猫の舌はザラザラしています。もともと肉食の祖先をもつ彼らは、肉を舌でこそぎ落とすためにザラザラした舌をもっています。人間ももともと肉食でこそありませんが、舌に角質をもち、食べ物を引っかけるのに使っています。その角質は、食べ物を食べるたびに新しいものに入れ替わります。また、口を閉じていれば上顎にこすれて角質が伸び放題になることもありません。

病室にいた寝たきりの患者さんはどうでしたか？　常に開いた口で口呼吸をしている方が多かったのではないでしょうか。食事も形のあるもの、舌の角質に引っかかりそうもないおかゆを少量のみ食べていた印象が、私にはあります。このような状況では、角質は入れ替わることなく伸び放題になり、その伸びた角質の間には食べカスや痰、剥がれた細胞などがからみ、それをエサにして雑菌が繁殖し、固くぶ厚い舌苔をつくります。雑菌は硫化水素などの口臭のもとを発生させます。口が閉じない状態では唾液も分泌量が少なく、殺菌効果が期待できません。口腔も乾燥し、舌苔がこびりついて、とりにくい状態になります。繁殖した雑菌が少量の唾液とともに気道に入り、肺炎を起こすこともしばしばあります。そのため、肺炎の予防はしっかりした口腔ケアからはじめましょう。

また、しっかりした食事をとっていないせいで、舌を使うことが少なくなり、舌の筋肉が萎縮し、低舌位という舌の位置が低い状態になります。口を閉じても上顎に舌がくっつかないので、角質は伸び放題です。この固まった舌苔を無理にとろうとすると、舌の粘膜を傷つけ出血したりします。まずは口腔用の保湿ジェルを使用し、舌苔をふやかしてからガーゼなどを指に巻いて除去します。こすりすぎて出血させないようにしましょう。舌苔がきれいにとれれば、味覚もよりはっきりして、食事摂取量の向上も期待できます。

> **楽しく学ぶ！解剖生理column**
>
> **やれ打つな、ハエが手をすり足をする**
>
> 　有名な小林一茶の句です。「ハエは手や足をこすり合わせて拝んでいるように見えるさまから、殺すな、かわいそうじゃないか」という句ですが、なぜ手をこするのでしょうか。
>
> 　ハエは前足の先端に味覚に近い物質受容器があり、食料を触ることで味見をしているのです。常にきれいな状態にしておかないと味がわからなくなってしまうため、いつもいつも手をこすり合わせるしぐさが見られます。

⑤ 痛むしくみ

　痛みにはさまざまな種類があります。看護では「身体的な痛み」、「精神的な痛み」、「社会的な痛み」、「霊的な痛み」を合わせて「全人的な痛み」と表現します。痛みの原因は1つとは限らないので、一人の人としてみたときの痛みの原因を総合的に考えて除痛を図りましょう、という考えですが、ここでは解剖生理学的に身体的な痛みについて説明していきます。

　身体的な痛みは大きく2種類に分けられます。急性痛と慢性痛です。急性痛は、打撲した、何かが刺さったという急激な痛みで、必ず炎症を伴います。炎症の四徴候は、「発赤」、「腫脹」、「発熱」、「疼痛」でしたね。熱をもっているので、冷やすことが有効です。また、消炎鎮痛薬も有効です。慢性痛は、腰痛、肩こり、関節痛などの長時間続く痛みで、筋肉の虚血により、発痛物質が出て、それが神経を刺激して痛みを感じるものです。炎症は起こっていないため、冷やしても効果は薄いです。消炎鎮痛薬も効きません。この場合は、血流改善のために温めればよいのです。

　鎮痛薬は、どのようなしくみで痛みを軽くしているのでしょう。市販の鎮痛薬は、そのほとんどが傷害時にその部位で発生する発痛物質の産生を抑える働きをしています。発痛物質がつくられなければ、痛みを感じることはなくなります。逆にいえば、発痛物質がたっぷりつくられてから鎮痛薬を使ったところで効果はない、ということになります。鎮痛薬は、痛みが我慢できなくなってから使っても効果がないので、「痛くなったらすぐ○○○♪」なのです。鎮痛薬は、使うタイミングが効く・効かないの分かれ道です。

　広く一般に信じられている「薬は身体に悪いから、我慢できる痛みは我慢する」という対処法は、かえって身体によくありません。痛みというストレスにより、ストレスホルモン（アドレナリンや副腎皮質ステロイドなど）が分泌され、血圧は上がるわ免疫力は低下するわで、いいことなんて一つもありません。では、我慢の限界点にいる場合、その痛みはどうしようもないのでしょうか。

　発痛物質が刺激した神経が最終的に伝わる場所、脳をブロックする薬剤があります。その薬剤の代表が「モルヒネ」、つまり麻薬です。普通、手に入るはずのない薬です。痛みは我慢しないように、患者さんやそのご家族にも提案しましょう。

■ 痛みを感じるしくみ

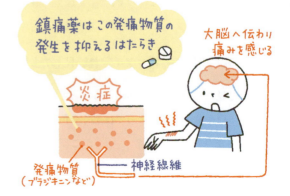

テスト&国試対策

神経系、感覚器の国試過去問

最後に実力試し！
神経系、感覚器の国試過去問にチャレンジ！

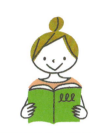

Q 低体温からの回復に伴う生体の反応はどれか。

1. 廃用
2. 発汗
3. ふるえ
4. 乳酸の蓄積

（第104回午前28）

解答 3
解説
1. × 廃用は、寝たきりなどで筋肉などを使わなかったときに萎縮を起こすことをいい、廃用症候群などという。
2. × 発汗は、熱を放散するときに起こるもので、体温を下げるように働く。
3. ○ ふるえは、熱を産生するときに起こるもので、体温を上げるように働く。
4. × 激しい運動を行ったときなどに体内に乳酸が蓄積するが、体温の上昇には関係がない。

Q 閉眼に関与する神経はどれか。

1. 動眼神経
2. 滑車神経
3. 三叉神経
4. 外転神経
5. 顔面神経

（第104回午前78）

解答 5
解説
1. × 動眼神経は、眼球を動かす筋（上直筋、下直筋、内側直筋、下斜筋）、上眼瞼挙筋などを支配している。
2. × 滑車神経は、眼球を動かす筋（上斜筋）などを支配している。
3. × 三叉神経は、咀嚼筋などを支配している。
4. × 外転神経は、眼球を動かす筋（外側直筋）などを支配している。
5. ○ 顔面神経は、顔面の表情筋などを支配している。閉眼は、顔面神経に支配されている眼輪筋の収縮によって行われている。

Q 体温を調節しているのはどれか。

1. 橋
2. 小脳
3. 中脳
4. 視床下部

（第104回午後11 必修）

解答 4
解説 1～3. × 4. ○
体温調節中枢は、視床下部にある。視床下部には、そのほかに、自律神経最高中枢、内分泌最高中枢、空腹・満腹中枢、性中枢、飲水中枢などがある。

神経系、感覚器の国試過去問

Q 光を屈折する眼の構造はどれか。

1. 結 膜
2. 角 膜
3. 強 膜
4. 網 膜

(第103回午前28)

解答 2

解説
1. × 結膜には、眼瞼内面をおおう眼瞼結膜と、眼球表面をおおう眼球結膜があり、瞼の運動を円滑にする働きをしている。
2. ○ 角膜は、厚さ約1mmの無血管透明の時計皿状の膜で、光をよく通し、屈折させる性質をもつ。カメラのレンズにあたるのが角膜・水晶体で、外界からの光は屈折しながら角膜を透過し、水晶体でさらに屈折し、硝子体を通って網膜に像を結ぶ。
3. × 強膜は、眼球の一番外側の膜で、いわゆる白眼であり、眼球を保護している。
4. × 網膜は、光の受容器である視細胞と視神経が集まっている部位である。剝離を起こしやすい。

Q 味覚障害の原因となるのはどれか。

1. 亜鉛欠乏
2. リン欠乏
3. カリウム欠乏
4. マグネシウム欠乏

(第103回午前31)

解答 1

解説
1. ○ 亜鉛は、味覚の受容器である味蕾のターンオーバーに関係しており、亜鉛の欠乏は味覚障害につながる。
2〜4. × リン、カリウム、マグネシウムの欠乏は、味覚障害の原因にはならない。

Q 小児の睡眠の特徴で正しいのはどれか。

1. 新生児の全睡眠におけるレム睡眠の割合は約50％である。
2. 乳児の睡眠は単相性である。
3. 成長に伴いレム睡眠が増加する。
4. 10歳ころから成人と同じ睡眠覚醒リズムになる。

(第103回午前61)

解答 1

解説
1. ○ 新生児期は、昼夜を問わず約3時間ごとに眠りを繰り返す多相性の睡眠である。全睡眠時間でみたレム睡眠の割合は、新生児で約50％である。成長とともに徐々に減少し、生後3か月で約40％、6か月で約30％、幼児後期で約20％となり、成人と同じ程度になる。
2. × 乳児は多相性睡眠で、成長に伴い、単相性睡眠へと移行していく(5歳ごろ)。
3. × 前述のとおり、成長に伴い、レム睡眠は減少する。
4. × 前述のとおり、ほぼ成人と同じリズムの単相性睡眠になるのは5歳ごろである。

Q サーカディアンリズムの周期はどれか。

1. 約8時間
2. 約12時間
3. 約24時間
4. 約48時間

(第102回午前13 必修)

解答 3

解説 3. ○ 1. 2. 4. ×
サーカディアンリズム（概日周期）とは、昼間は覚醒し、夜は睡眠をとるように、1日のリズムを調整する約24時間（約25時間）周期のメカニズムのことである。

Q 表在感覚の受容器が存在する部位はどれか。

1. 筋肉
2. 皮膚
3. 関節
4. 骨

(第102回午後13 必修)

解答 2

解説 2. ○ 1. 3. 4. ×
皮膚・粘膜・筋・関節などに由来する体性感覚には、表在感覚と深部感覚がある。皮膚・粘膜に由来する表在感覚には、温度覚、痛覚、局在性の低い"粗大な"触覚・圧覚、かゆみなどが含まれる。

Q 入浴時に全身の血液循環が促進される理由で正しいのはどれか。

1. 静水圧作用
2. 抗酸化作用
3. 鎮静作用
4. 浮力作用

(第101回午後43)

解答 1

解説
1. ○ 浴槽のお湯の水圧により静脈還流量が増大すると同時に、胸郭・腹部への圧力も加わり全身の血液循環が促進される。
2. × 身体の酸化を防ぐ抗酸化作用は入浴によって起こるものではない。
3. × 温熱作用によって末梢血管が拡張し、血圧が低下することにより、全身の筋肉の緊張は緩和され、リラックスした状態になる。
4. × 浮力作用により、関節や筋肉の負担が軽減し、緊張がとける。

Q 体温の調節機構で正しいのはどれか。

1. 体温の調節中枢は脳幹にある。
2. 体温が上昇すると、骨格筋は収縮する。
3. 体温が上昇すると、汗腺は活性化される。
4. 体温が低下すると、皮膚の血流は増加する。

(第100回午前26)

解答 3

解説
1. × 体温調節中枢は間脳の視床下部にある。ただし、間脳を脳幹に含む場合もある。
2. × 骨格筋は、外気温等による体温の低下に反応し、ふるえなどの不随意運動を起こす。
3. ○ 体温の上昇により、汗腺が交感神経に刺激され発汗し、蒸発する際の気化熱で熱放散して体温を下げようとする。
4. × 体温が低下すると、熱の放散を避けるために血管は収縮し、血流は低下する。

神経系、感覚器の国試過去問

Q 副交感神経の作用はどれか。**2つ選べ。**

1. 発　汗
2. 縮　瞳
3. 尿量減少
4. 心拍数減少
5. 消化管運動抑制

（第99回午前82）

解答 2、4

解説 2．4．〇　1．3．5．×
安定、休息時に活動が亢進する副交感神経の作用として、瞳孔や気管支、膀胱の収縮、心拍数の低下、消化運動の促進などが挙げられる。発汗作用は交感神経による。

Q 内耳とともに平衡覚に関与するのはどれか。

1. 聴　覚
2. 嗅　覚
3. 視　覚
4. 味　覚

（第98回午前20）

解答 3

解説 平衡覚は、内耳にある半規管と前庭器官が関与しているが、それ以外に視覚からの情報も関与している（3．〇）。

Q 言語中枢があるのはどれか。

1. 大　脳
2. 小　脳
3. 橋
4. 延　髄

（第97回午前14必修）

解答 1

解説 1．〇　言語中枢は大脳皮質に存在し、運動性言語中枢（ブローカ野）と感覚性言語中枢（ウェルニッケ野）の2つがある。
2．×　小脳は、筋緊張・運動・姿勢・平衡の調節機能を担う。
3．×　橋には、呼吸調節・持続吸息中枢がある。
4．×　延髄には、呼吸・心拍・血圧・嚥下・嘔吐中枢がある。

Q 老年期の感覚変化はどれか。

1. 味覚は敏感になる。
2. 痛みを感じやすくなる。
3. 明暗の変化に順応しやすくなる。
4. 聴力の低下は高音域から始まる。

（第96回午前9必修）

解答 4

解説 1．×　味覚は加齢とともに鈍感になる。
2．×　痛みは加齢とともに感じにくくなり、例えば、高齢者では無痛性心筋梗塞などが起こりうる。
3．×　加齢とともに、明暗の変化には順応しにくくなる。
4．〇　加齢による聴力の低下は、高音域から始まる。

7 生殖器の解剖生理

生み育てる

種族の維持

私たちは、
母親の中から生まれ育てられて
成長してきました。
そして、また私たちも子孫を残すことができます。
ここでは、種族の維持という目的行動
「生み育てる」ための、
新たな生命を受胎して出産するまでの
体内における準備について、
生殖器系のしくみと働きとともに
お話しします。

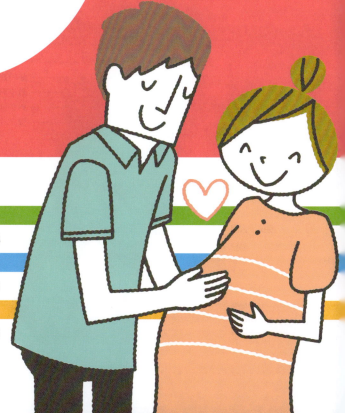

CONTENTS

まずはポイントをつかもう！
生殖器の解剖生理 …………………… 118

看護ケアにつながる！　機能からみる解剖生理
生み育てる―種族の維持― ………… 123

テスト＆国試対策
生殖器の国試過去問 ………………… 129

まずはポイントをつかもう！

生殖器の解剖生理

はじめに生殖器の解剖生理をイラストで確認しましょう！
本文でわからない部位名称があったときにもここに戻ってね。

女性生殖器の構造

- **女性生殖器**は、**内生殖器**（**卵巣**、**卵管**、**子宮**、**腟**）と、**外生殖器**（**大陰唇**、**小陰唇**、**陰核**、**腟前庭**など）からなる。
- 子宮は**膀胱**と**直腸**の間にあり、上部は卵管を通じて卵巣に、下部は腟につながる。
- 子宮は、**内膜**（粘膜）、**筋層**（内縦・中輪・外縦）、**外膜**（漿膜）の3層で構成されている。
- 卵巣は子宮の両側に左右一対あり、**皮質**、**髄質**からなる。
- 片方の**卵巣**には、一生の排卵に必要な卵子500個を上回る1,000個以上の**原始卵胞**が存在する。
- **卵管**は、**子宮底**より両卵巣に伸び、**間質部**、**峡部**、**膨大部**、**采部**の4部からなる。
- **直腸子宮窩**（**ダグラス窩**）は、子宮と直腸の間のくぼみである。
- **腟**は**重層扁平上皮**でおおわれ、筋層は**内輪・外縦**の2層である。
- 女性生殖器の存在の目的は、**妊娠・出産**による種族の維持である。

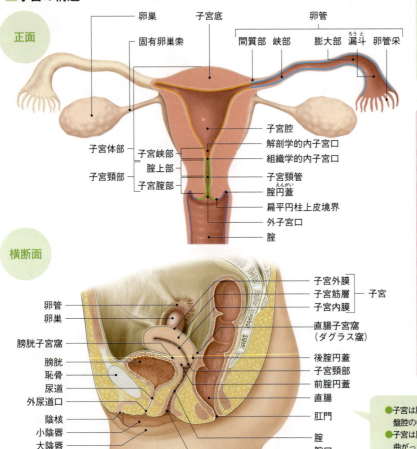

■ 子宮の構造

正面／横断面

- 子宮（非妊時）は長さ約7cm、幅約5cm、厚さ約3cm、重さ約50g、容量約5mLで、西洋ナシを逆にしたような形といわれる
- 子宮腟部に存在する円柱上皮と扁平上皮の境界を扁平円柱上皮境界という

卵管内膜
線毛上皮で構成される — 線毛上皮

子宮内膜
円柱上皮で構成される — 円柱上皮

子宮頸管内膜
高円柱上皮で構成される — 高円柱上皮

子宮腟部〜腟内膜
重層扁平上皮で構成される — 重層扁平上皮

- 子宮は膀胱と直腸の間に存在し、小骨盤腔の中央に位置する
- 子宮は腟に対して前方に傾き、前方に曲がっていることが多い

女性ホルモン形成のしくみ

●**大脳皮質・視床下部・下垂体・卵巣・子宮**が、ホルモンを介して連携し排卵を起こす。

視床下部から分泌されたゴナドトロピン放出ホルモン（GnRH）が下垂体前葉を刺激し❶、下垂体前葉より性腺刺激ホルモンが分泌され、卵巣を刺激する❷。そして刺激を受け、卵巣からエストロゲンとプロゲステロンが分泌され、排卵や乳房の発達が起こる❸

女性の性周期

●卵巣周期は、**卵胞期**（月経開始日から排卵が起こるまでの期間）、**排卵期**（排卵が起こる日）、**黄体期**（排卵が起こってから次の月経開始の前日まで）からなる。

●月経周期は、卵巣周期に応じて子宮内膜が変化する周期で、**月経期**（子宮内膜が脱落し出血する時期）、**増殖期**（子宮内膜の増殖が排卵まで続く時期）、**分泌期**（子宮内膜のさらなる増殖時期）からなる。

●月経周期の**月経期**と**増殖期**は、卵巣周期の**卵胞期**と一致し、分泌期は黄体期にあたる。

●増殖期は、卵巣の成熟卵胞から分泌される**卵胞ホルモン（エストロゲン）**の作用であり、分泌期では**黄体ホルモン（プロゲステロン）**も加わる。

●卵胞ホルモンは、**下垂体前葉**の**卵胞刺激ホルモン（FSH）**の刺激により、卵胞黄体や胎盤から分泌される。女性の第二次性徴、子宮内膜の増殖、子宮収縮を行う。

●黄体ホルモンは、**下垂体前葉**の**黄体形成（黄体化）ホルモン（LH）**の刺激により黄体、胎盤、副腎皮質から分泌される。子宮内膜の増殖期から分泌期に、排卵抑制、体温上昇、乳腺発育などを行う。

●**基礎体温**は、各周期や排卵を予測できる。卵胞期では**低温相**となり、一度下がって（排卵）、黄体期では**高温相**となる。

●**妊娠**すると、黄体からエストロゲンとプロゲステロンの分泌が続く（高温相）。妊娠が成立しなかった場合には、黄体は萎縮して、エストロゲンとプロゲステロンの分泌は低下し、**子宮内膜**は剥がれて**月経**が起こる（低温相）。

女性ホルモン形成のしくみ

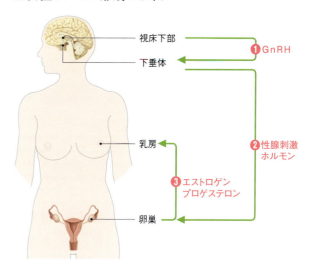

女性の性周期

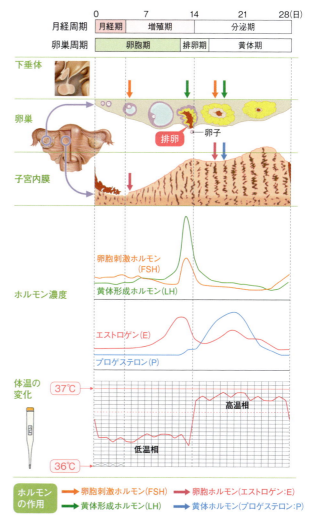

■月経に関係するおもなホルモンの分泌と作用

関与する臓器	ホルモン名	作用
視床下部	ゴナドトロピン放出ホルモン（GnRH*1：性腺刺激ホルモン放出ホルモン）	●FSH、LHの分泌を促進
下垂体	卵胞刺激ホルモン（FSH*2）	●原始卵胞を成熟卵胞に育てる
	黄体形成ホルモン（LH*3）	●成熟卵胞を排卵させる
	乳汁分泌ホルモン（プロラクチン）	●乳汁の分泌を促進する
		●過剰では卵巣の働きを抑制する
	オキシトシン	●子宮の収縮を促進する（陣痛誘発、促進剤）
卵巣	卵胞ホルモン（エストロゲン）＜E＞	●子宮内膜を増殖させ、出血を止める
	黄体ホルモン（プロゲステロン）＜P＞	●子宮内膜を分泌期にする
絨毛	絨毛性性腺刺激ホルモン（hCG*4：ヒト絨毛性ゴナドトロピン）	●卵巣を刺激してホルモン分泌を増加させる

*1 GnRH：gonadotropin releasing hormone　*2 FSH：follicle stimulating hormone　*3 LH：luteinizing hormone　*4 hCG：human chorionic gonadotropin

妊娠

- 精子が腟から子宮に入って卵管に到着し、卵巣から排卵によって飛び出した卵子が卵管に取り込まれて受精する。
- 受精卵から絨毛性性腺刺激ホルモン（hCG）が分泌され、黄体の活動がさらに活発化する。
- 卵胞ホルモンと黄体ホルモンの分泌が増加して、血流が増し、子宮内膜は脱落膜に変化する。子宮内膜はさらに厚みを増し、月経の発来を防止する。
- 受精卵は、約1週間かけて卵管の線毛運動によって運ばれ、子宮に到着する。
- 受精卵の周囲から、絨毛が脱落膜に食い込んで着床する（妊娠の成立）。

■妊娠が成立するまで

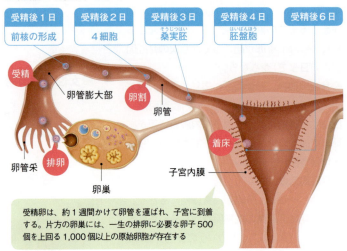

受精卵は、約1週間かけて卵管を運ばれ、子宮に到着する。片方の卵巣には、一生の排卵に必要な卵子500個を上回る1,000個以上の原始卵胞が存在する

乳房・乳腺の構造

- 乳房は、腺葉とよばれる小葉の集合からなる。
- 小葉は、乳汁を産生する腺房が100以上集まってできている。
- 腺葉は、1本の乳管にて乳頭開口部とつながっており、これを乳腺とよぶ。
- 乳腺は妊娠すると、黄体ホルモンと胎盤からのホルモンにより急速に発達する。

■乳房の解剖

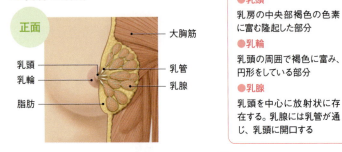

- ●乳頭　乳房の中央部褐色の色素に富む隆起した部分
- ●乳輪　乳頭の周囲で褐色に富み、円形をしている部分
- ●乳腺　乳頭を中心に放射状に存在する。乳腺には乳管が通じ、乳頭に開口する

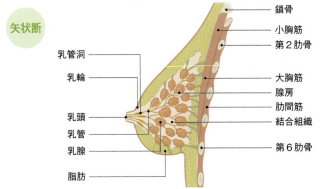

乳房のリンパ系の構造

- 大胸筋と小胸筋の間に、胸筋間リンパ節（ロッターリンパ節）とよばれる乳腺の所属リンパ節が存在する。
- 乳房内のリンパ流の経路には、胸骨傍内側経路（胸の中心部にある）と、腋窩に向かう外側経路がある。

■リンパ節と胸筋

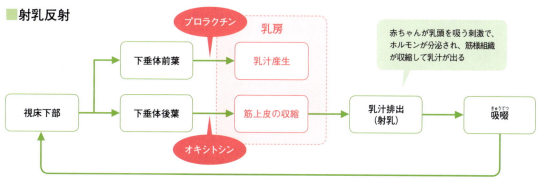

乳汁分泌と射乳のしくみ

- 乳汁分泌は、下垂体前葉のプロラクチンの刺激によって起こる。
- 腺房は、妊娠が成立すると、いちばん末端の部分で細胞分裂を起こし、しだいに結合組織にかわって乳房内を埋めつくす。
- 妊娠後期の腺房内腔は、タンパク質が主体の初乳で満たされる。
- 分娩後、腺上皮細胞は、乳汁の分泌・貯留・排泄をくり返す。
- 乳汁産生は授乳が続く限り維持される一方、下垂体からの性腺刺激ホルモン（ゴナドトロピン）の分泌は抑制され、性ホルモン産生は低く抑えられる。
- 授乳期が終わると、プロラクチンの分泌を制御するエストロゲン、プロゲステロンなど、卵巣由来の女性ホルモンの分泌周期が復活し、月経が再開する。
- 乳頭・乳輪の知覚神経は、吸啜刺激を下垂体に伝え、オキシトシンを分泌させる。
- オキシトシンが乳腺の筋上皮細胞の受容体と結合し、乳管壁の平滑筋を収縮させることで、外部へ乳汁を射出（射乳）する。

■射乳反射

視床下部 → 下垂体前葉 → （プロラクチン）→ 乳房：乳汁産生
視床下部 → 下垂体後葉 → （オキシトシン）→ 筋上皮の収縮 → 乳汁排出（射乳）→ 吸啜 → 知覚神経 → 視床下部

赤ちゃんが乳頭を吸う刺激で、ホルモンが分泌され、筋様組織が収縮して乳汁が出る

男性生殖器の構造と機能

- 男性生殖器は、精巣（睾丸）、精子の通路となる精巣上体（副睾丸）、精管、陰茎と、これらの管に開口する付属生殖腺の精嚢（腺）、前立腺、尿道球腺（カウパー腺）から構成される。
- 精巣において、精子、テストステロン（男性ホルモン）が産生される。
- 陰茎海綿体が発達し、血液で満たされると勃起する。
- 勃起中枢は仙髄 S_2〜S_4（副交感神経系）、射精中枢は L_1〜L_2（交感神経系）に存在する。
- 前立腺は栗の実大の器官で、においのある乳白色の前立腺液（アルカリ性）を分泌する。また、平滑筋を収縮させ、精液の放出を行う。
- 前立腺は、腺組織の、❶前立腺底部を占め、射精管の周囲である中心領域、❷前立腺尖部（遠位部）の辺縁領域（前立腺がんの好発部位）、❸中心部で尿道を取り囲む移行域（前立腺肥大症の好発部位）と、非腺組織の❹尿道前面の前線維筋性間質に分類される。

■前立腺および男性生殖器、周囲組織の構造　　　　　　■前立腺の周囲臓器

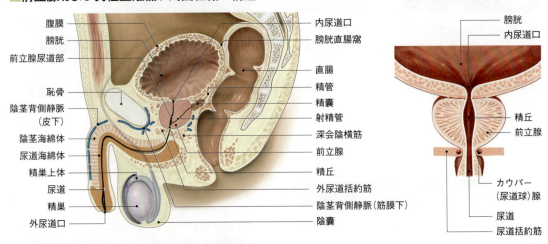

精巣の構造と機能

●**精巣**は、数葉の被膜に包まれて**陰嚢**（いんのう）の中に存在する。線維性結合織の**白膜**（はくまく）により多数の小葉に分けられる。

●精巣は、左右一対の卵円形の器官で、精子や男性ホルモンを産生する（重さ約8g）。

●精巣上体（副睾丸）は精巣の上端に付着しており、精子が射精されるまで蓄える。

●精嚢は、精嚢液を分泌したり、精子を貯留する役割をもつ。

●精巣の機能（**テストステロン**合成、**精子**形成）は、**視床下部・下垂体・性腺系**により制御されている。

●精子形成には**精子形成ホルモン（FSH）**と**間質細胞刺激ホルモン（LH）**、高濃度の**テストステロン**が必要である。

●精子は、**曲精細管**（きょくせいさいかん）の**精祖細胞**（せいそさいぼう）・**精母細胞**（せいぼさいぼう）に由来し、セルトリ細胞により支持・栄養されて分化して、減数分裂により成熟する。

●男性ホルモン（テストステロン）は、間質のライディッヒ細胞が産生する。

●テストステロンの作用は、❶男性への性分化（胎児期）、❷男性器の発達と二次性徴発現、❸精子形成（曲精細管）、❹タンパク同化作用である。

■精巣機能の視床下部・下垂体・性腺系による制御

■精巣の構造

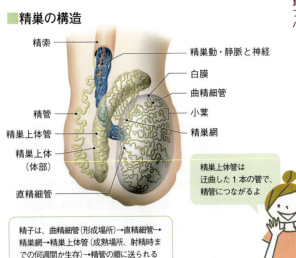

精巣上体管は迂曲した1本の管で、精管につながるよ

精子は、曲精細管（形成場所）→直精細管→精巣網→精巣上体管（成熟場所、射精時までの何週間か生存）→精管の順に送られる

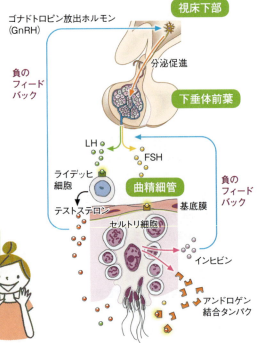

看護ケアにつながる！
機能からみる解剖生理

生み育てる—種族の維持—

私たちの人生の中でもっとも尊い行動である"生む"ということ。
生み育てる準備のために、身体内でどのような作用が働いているのでしょうか。

1 女性生殖器のしくみ

卵巣から卵子が出たら、卵管采で捕まえて卵管を通って子宮腔へ出て、着床しなければ腟から脱出します。

子宮の上に卵巣と卵管があるので、重力の力で卵子が卵管の中を下ってくるのがわかります。この順路を覚えましょう。**受精**が行われるのは**卵管膨大部**とよばれる部分です。ちなみに、**卵子**の受精能力は約24時間で、**精子**の受精能力は約24～48時間です。

子宮体部と子宮頸部は、がんなどの疾患にも関係してくるので覚えましょう。横から見た子宮は、おじぎをしているように膀胱の上に位置しています。妊娠すると、子宮がふくらんで膀胱・直腸を圧迫し、**頻尿**と**便秘**になります。

これが卵巣の断面図です。卵子はここで育っています。

■ 子宮・卵巣と膀胱

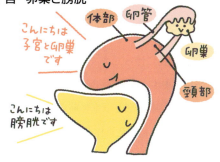

■ 卵巣の断面図

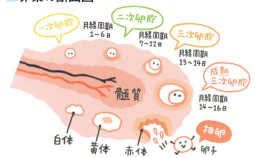

原始卵胞から始まって一次卵胞、二次卵胞、三次卵胞、成熟三次卵胞を経て排卵され、排卵した跡地の赤体は黄体に変化します。これを左右の卵巣交互に行っています。だから、排卵は1か月ごとに起こりますが、片方の卵巣が排卵するのは2か月に1回ということになるのです。

では、卵巣膿腫などの病気で卵巣を片方とってしまった場合はどうなるでしょう。残ったほうの卵巣ががんばって1か月ごとに排卵するようになります。

2 準備する—卵巣周期と月経周期—

生殖器の分野は、性別の違いで自分で持っている場合と持っていない場合があり、ないとイメージしづらく、ホルモンとの関連などで体調が変化するところは理解が難しいところでもあります。

最初におさえるべきところは、ホルモンの変化（性周期）についてです。覚えるまでは大変ですが、覚えてしまえばとても興味深い分野です。

エストロゲンの働き

❶ 女性の**第二次性徴**を発現させる→乳房(乳管)の発達や生殖器の成熟がみられます。

❷ **子宮内膜**を**増殖・肥厚**させる→着床に向けた準備を始めます。子宮をベッドにたとえると、マットレスの準備です。

❸ エネルギーを蓄える→エネルギー源として皮下脂肪を蓄えます。内臓脂肪は反対につきにくくします。結果として、**血中LDL**(悪玉コレステロール)が**低下**します。つまり、動脈硬化は進みにくくなります。

❹ **カルシウム**を貯める→胎児の骨をつくる準備として、カルシウムを貯蔵します。骨端軟骨板が閉じるので身長が伸びにくくなります。

❺ **ナトリウムと水**を貯める→妊娠に備えて血液の準備をします。月経時に便が水っぽくなるのはエストロゲンの分泌が弱くなったせいです。

❻ 微細血管を広げる→血流がよくなります。当然、出血のリスクは上がるので、血液が固まりやすくなります。

❼ **子宮頸管粘液**の量が増え、やわらかくなる→**牽糸性が亢進**する、といいます。10cm以上糸をひくようになる、ということですが、これによって精子が子宮頸管を通過しやすくなります。乾燥させて顕微鏡で観察すると、**シダ状結晶**を観察できます。

❽ **乳汁**の産生を**抑制**する→乳汁を飲むはずの人はまだ出てきていないので、つくらないようにします。

❾ **腟粘膜を肥厚**させる→性交に適した環境をつくるために、腟壁を厚く丈夫にします。また、この腟粘膜には**グリコーゲン**が多く含まれます。腟内には、**デーデルライン桿菌**という**乳酸菌**の一種が常在菌として住みついており、腟粘膜のグリコーゲンを分解して乳酸をつくり、腟内を雑菌の繁殖しにくい**酸性**に保ってくれています。

エストロゲンの分泌

性周期をコントロールしているのは、間脳にある**視床下部**です。視床下部は、その下に位置する下垂体の前葉に性周期を進めるための命令を出す性腺刺激ホルモン放出ホルモンを分泌しています。命令を受けた**下垂体前葉**は、**性腺刺激ホルモン**を放出します。そのホルモンは、血流に乗って性腺(女性は卵巣、男性は精巣)に運ばれます。

性腺刺激ホルモンには、**卵胞刺激ホルモン(FSH)**と**黄体形成ホルモン(LH)**の2種類があります。まず最初に卵胞刺激ホルモンが卵巣に届くと、その名のとおり卵巣内の卵胞(中に卵子が入ったカプセルのようなもの)を刺激して成長させます。卵胞は、成長するにつれて**エストロゲン**というホルモンを分泌し始めます。このエストロゲンの働きが覚えるべきポイントになります。

プロゲステロンの分泌

卵胞の成長に伴ってエストロゲンの分泌量が増加していきます。成熟卵胞になると、増加したエストロゲンで視床下部と下垂体前葉が刺激され、卵胞刺激ホルモンに加え黄体形成ホルモン(LH)を分泌します。この黄体形成ホルモンの分泌は、一気に多量に分泌されるので、**急上昇**を意味するサージという英語とともに**LHサージ**とよばれます。

LHサージにより、成熟した卵胞から卵子が卵巣外へ排出されます。これが**排卵**です。この機序は、国家試験の頻出項目なので必ず覚える必要があります。卵巣の表面が破れるので、少し出血します。この出血が卵子が出た後の卵胞内にたま

■エストロゲンとプロゲステロンの働き

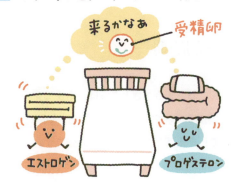

プロゲステロンの働き

❶ 肥厚した子宮内膜を成熟させる→マットレスができたら、ふかふかの布団を敷く感じです。これで受精卵が着床するベッドの完成です。この布団からは、グリコーゲンをたっぷり含んだ液体が分泌されます（だから分泌期）。

❷ 基礎体温を上げる→体温が、普段に比べて0.5℃ほど上昇します。卵子を温めているのです。排卵が起これば高温層が観察されるので、基礎体温の測定を続けることで排卵の有無がチェックできます。

❸ 乳腺が発育する→排卵後は乳腺が張る感じがします。

❹ 乳汁の産生を抑制する→乳汁を飲むはずの人はまだ出てきていないので、つくらないようにします。

❺ 次の排卵を抑制する→次の卵胞が育つのを抑えます。

❻ 子宮収縮を抑制する→受精卵の着床の妨げになる子宮収縮を抑えます。子宮と同じ平滑筋でできている腸の収縮も抑えられるため、排卵後は便秘がちになります。

り、卵胞は赤体に変化します。この赤体は、ほどなく黄体になります。黄体になると、エストロゲンのほかに、プロゲステロンとよばれるホルモンが分泌されます。このプロゲステロンの働きも覚えるべきポイントです。

この黄体の使用期限は14日前後といわれています。月経周期は、約28日周期を基準とする場合が多いですが、実際に28日周期の人もいれば、もっと短い人や長い人もいるのでさまざまです。この違いは、卵胞期の期間の個人差によるものです。

排卵が起こってから黄体ができて活躍する黄体期では、個人差はほとんどありません。黄体の使用期限が終わって、エストロゲンとプロゲステロンの分泌がガクッと減ると、成熟が最高に進んだ子宮内膜を維持できなくなります。その結果、子宮内膜は剥がれ落ちていきます。これが月経です。ここも、覚えていると役に立つポイントです。つまり、月経は人工的に起こすことができるということです。エストロゲンとプロゲステロンが急激に減ると、月経周期はリセットされるしくみになっているので、エストロゲンとプロゲステロンを内服し血中濃度を上げておき、突然内服を止めると月経が始まります。これがピルのしくみです。月経周期をコントロールするために使用します。

\楽しく学ぶ！/
解剖生理column

フェロモン効果で性周期が同調？ ドミトリーエフェクトって何？

生理（月経）は、性周期に従って、脳からの指令により女性ホルモンの1つである黄体ホルモンの分泌がストップすることによって起こります。

性周期は、体臭と深い関係にありますが、それがほかの女性と生理を同調させるのではと考えられています。いわゆる、「生理がうつる」ということです。そのにおいを出しているのは、腋の下に多く存在していて体臭の原因ともなるアポクリン腺です。アポクリン腺は汗腺の1つで、乳首、陰部にも多く分布し、強いにおいを出すことが知られていますが、このにおいの成分がフェロモンとして働き、生理を伝染させる原因だといわれています。

米国では、共同生活を行う寄宿舎において、「生理がうつる」という現象が頻繁に確認されたことから、ドミトリーエフェクト（寄宿舎効果）という言葉があります。

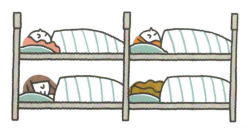

③ 宿す —妊娠—

胎盤の働き

次は、受精卵が着床した場合をみていきましょう。着床すると、子宮内膜と受精卵の間に小さな胎盤（たいばん）ができます。この未熟な胎盤からは、**ヒト絨毛性ゴナドトロピン（hCG）**というホルモンが分泌されます。この hCG は、**黄体**の使用期限の**延長届け**のようなホルモンです。黄体の働きは、ふかふかのベッドをキープする役割です。この黄体の約 14 日間の使用期限が**約 16 週間（116 日）**程度まで延長されます。

妊娠検査薬は、尿中の hCG の検出を行っています。妊娠していれば、hCG は確実に陽性（＋）になりますが、hCG が陽性だからといって確実に妊娠しているかというと、そうではありません。

胞状奇胎（ほうじょうきたい）や絨毛がんでも、hCG は陽性になります。hCG が陽性に出たことを、妊娠の**疑徴**（ぎちょう）といいます。

16 週間経つと、**胎盤**が**完成**します。この完成した胎盤からは、黄体から分泌されていた**エストロゲンとプロゲステロン**が分泌されます。これで、生まれるまでの子宮内膜の状態は安定します。ここで注意しなければならないのは、黄体から分泌されるプロゲステロンと、胎盤から分泌されるそれはちょっとだけ違う性質のものである、ということです。黄体から分泌されるプロゲステロンには基礎体温を上げる作用がありましたが、胎盤から分泌されるものにはその作用はありません。つまり、高温相にはならないということになります。

■ 胎盤の内分泌機能

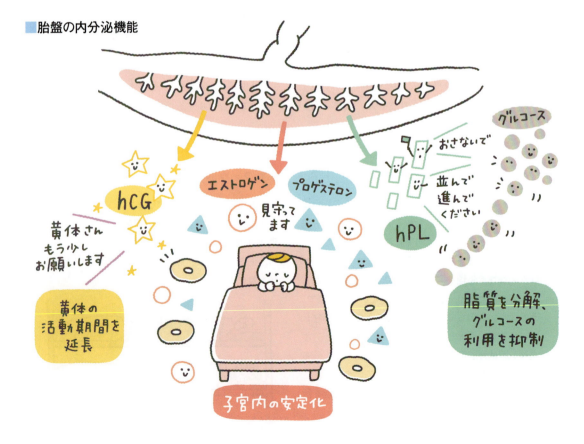

乳汁の産生

受精卵が着床してから出産に至るまでの間、胎盤からはずっとエストロゲンとプロゲステロンが分泌され続けます。

この2つのホルモンの共通の作用として、**乳汁の産生**を**抑制**する効果があります。プロゲステロンは乳腺を発達させますので、妊娠中に乳腺が大きく発達します。発達させた乳腺を使って乳汁を産生するために、分娩前から**乳汁産生ホルモン**として**プロラクチン**が大量に分泌されています。

出産に伴って、胎盤が娩出されると、胎盤から出ていたエストロゲンとプロゲステロンの影響がなくなります。身体内に残るホルモンの影響がなくなってから、乳汁の産生は本格化しますので、**分娩後1～2日**してから乳汁がどんどん産生されるようになります。

④ 生む ―出産―

出産時に働くホルモンの作用も見事です。**陣痛**が始まり、**子宮頸管**が**開大**していきます。この子宮頸管の伸展が刺激となり、**下垂体後葉**から**オキシトシン**というホルモンが大量に分泌されます。このオキシトシンは、**子宮**の平滑筋を**収縮**させる作用があります。つまり、出口（子宮頸管）が開いたのを合図に、胎児が入っている子宮体部の平滑筋を強力に収縮させ、胎児を子宮から産道へ押し出そうとするわけです。

さらに、このオキシトシンには**射乳作用**があり、乳汁の分泌を促します。このオキシトシンの分泌のきっかけは複数あり、子宮頸管の伸展のほかに、**乳頭への刺激**、赤ん坊の**泣き声**にも反応して射乳が起こります。この知識があれば、妊娠中は乳頭への刺激を控える、という両親教室での指導内容が理解できます。また、出産後間もない時期での直接授乳は乳頭への刺激となり、オキシトシンが分泌されると、子宮が収縮して**止血効果**があります。赤ちゃんのためばかりではなく、母親の身体をも守ってくれるしくみなのです。

■ オキシトシンによる子宮頸管の開大

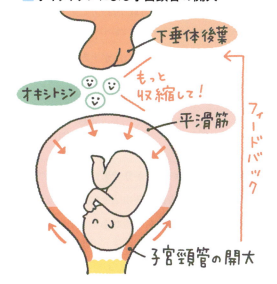

⑤ 閉経後の内分泌による変化

閉経とは、卵巣内に原始卵胞がなくなって性周期が起こらないために、エストロゲンとプロゲステロンが分泌されなくなった状態をさします。性周期は、本能の中枢（視床下部）でコントロールしていますが、いくら卵胞を刺激してもエストロゲンが増えないので、視床下部と下垂体前葉は、ム

ダに働いて性腺刺激ホルモンを分泌します。

視床下部には、ほかにも食欲の中枢と睡眠の中枢がありましたね。そのため、ほかの中枢まで刺激されて、食欲の亢進や減退、睡眠障害が起こるといわれています。さらに、視床下部は自律神経の最高中枢でしたね。自律神経にストレスがかかり、**交感神経**が優位になります。交感神経が高まるとイライラ、動悸、息切れ、睡眠障害、頭痛、立ちくらみ、めまい、冷え性、肩こりなど、副交感神経が抑えられると、食欲不振、胃もたれ、便秘、下痢、無気力、集中力低下などが起こります。運動するときに交感神経が優位になるのは当たり前ですが、何もしていないのに交感神経が優位になり、それが持続しているのはおかしなことです。このような状態からくる症状を**自律神経失調症状**といいます。

このほかにも、エストロゲンが分泌されにくくなると、P.124「エストロゲンの働き」で挙げた❸の作用が減り、血中に脂質が滞って**脂質異常症**になりやすくなります。❻の作用がなくなると血管の拡張が悪くなり、血圧が上がります。これに脂質異常症が加わると、**動脈硬化**が加速度的に進行します。この結果、虚血性心疾患、脳血管疾患などが増加します。話が少しそれますが、肝硬変の場合は、肝臓で分解するはずのエストロゲンが分解されずに体内にとどまるため、皮下の微細血管が広がり「**クモ状血管腫**」や「**手掌紅斑**」とよばれる症状が出ます。

また、閉経すると❹の作用もなくなるので、**骨粗鬆症**になりやすくなります。

❾の作用がなくなると、**膣炎**になりやすくなったり、**性交時**に**出血**しやすくなります。

■閉経後の症状：更年期障害

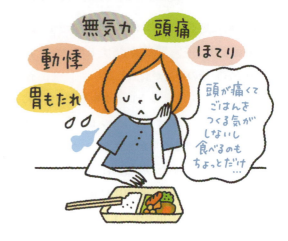

⑥ 男性の生殖器系

女性の生殖器系の話ばかりで男性の話が出てきていませんね。最後に男性の話をしましょう。

生殖器のつくりは男女で差がありますが、視床下部や下垂体は同じです。つまり、男性にも卵胞刺激ホルモンと黄体形成ホルモンが分泌されま

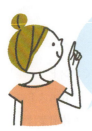

同じFSHとLHでも、女性では卵胞刺激ホルモンと黄体形成ホルモン、男性では精子形成ホルモンと間質細胞刺激ホルモン、と働きでよび方が異なります

す。しかし、働きが違うので日本語名が異なります。

卵胞刺激ホルモンは**精子形成ホルモン**、黄体形成ホルモンは**間質細胞刺激ホルモン**といい、男性ホルモンである**テストステロン**（アンドロゲンの一種）を分泌させるホルモンです。ちなみに、男性的魅力を感じるときに使われる**フェロモン**というのは、このテストステロンだといわれています。

テストステロンの働きは、タンパク合成、つまり、筋肉量が増えて男性らしい体つきになります。これが、男性の第二次性徴です。

テスト&国試対策

生殖器の国試過去問

最後に実力試し！
生殖器の国試過去問にチャレンジ！

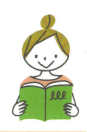

Q 受精から着床開始までの期間はどれか。

1. 1〜2日
2. 6〜7日
3. 13〜14日
4. 20〜21日

（第104回午前5必修）

解答 2
解説 受精卵は、受精から4〜5日で子宮内腔まで到達して、6〜7日で子宮内膜（脱落膜）に着床するため、2が正しい。

Q 閉経前と比べ閉経後に低下するホルモンはどれか。

1. 卵胞ホルモン
2. 黄体形成ホルモン〈LH〉
3. 卵胞刺激ホルモン〈FSH〉
4. 副腎皮質刺激ホルモン〈ACTH〉

（第103回午前7必修）

解答 1
解説
1. ○ 卵巣から分泌される卵胞ホルモン（エストロゲン）は、閉経後に分泌が低下する。
2. × 黄体形成ホルモンは、卵胞ホルモンの低下に反応して逆に上昇する。
3. × 卵胞刺激ホルモンも黄体形成ホルモン同様、卵胞ホルモンの低下に反応して逆に上昇する。
4. × 閉経が起こる更年期には、副腎皮質刺激ホルモンは上昇する。

Q 分娩時に分泌が亢進し、子宮筋を収縮させるホルモンはどれか。

1. エストロゲン
2. オキシトシン
3. バソプレシン
4. プロゲステロン

（第103回追加試験午前9必修）

解答 2
解説
1. × エストロゲンは、子宮内膜の増殖や分娩の準備など、おもに妊娠の維持に働く。
2. ○ オキシトシンは、分娩時に亢進し、子宮筋を収縮させる。そのほか、産後は乳汁排出（射乳）作用もある。
3. × バソプレシンは、下垂体後葉から分泌される抗利尿ホルモンで、妊娠・分娩との関連はない。
4. × プロゲステロンは、子宮筋の収縮を抑制するなど、おもに妊娠の維持に働く。

生殖器の国試過去問

Q 加齢に伴うエストロゲンの減少が発症に関連している疾患はどれか。**2つ選べ。**

1. 白内障
   cataract
2. 直腸癌
   rectal cancer
3. 子宮頸癌
   cancer of the uterine cervix
4. 骨粗鬆症
   osteoporosis
5. 脂質異常症
   dyslipidemia

（第103回追加試験午後89）

解答 4、5
解説 P.124にあげたエストロゲンの働きが減るため、カルシウムを貯める作用がなくなり、4の骨粗鬆症になりやすくなる。また、皮下脂肪を蓄える作用がなくなるため、血中に脂質が滞り、脂質異常症になりやすくなる。そのため、4と5の発症に関連している。

Q 受精卵の正常な着床部位はどれか。

1. 卵　巣
2. 卵　管
3. 子宮体部
4. 子宮頸部

（第100回午後12必修）

解答 3
解説 3. ○　1. 2. 4. ×
排卵後、卵管に取り込まれた卵子が、子宮に入り込んだ精子と卵管膨大部で結びつくと受精卵となる。受精卵は、卵管内の線毛運動により子宮体部に送り込まれ、そこで受精卵の周囲から絨毛が脱落膜に食い込んで着床する。

Q 性周期で正しいのはどれか。

1. 卵胞はプロゲステロンの作用で発育する。
2. 子宮内膜はエストロゲンによって増殖する。
3. 排卵後に黄体化ホルモン〈LH〉の分泌が急激に増加する。
4. 受精が成立しないと、卵胞は白体を経て黄体になる。

（第100回午前72）

解答 2
解説
1. ×　下垂体から分泌される卵胞刺激ホルモン（FSH）の作用によって、卵巣で、卵子が原始卵胞から成熟卵胞に育つ。
2. ○　エストロゲン（卵胞ホルモン）は、子宮内膜の増殖を亢進し、受精卵の着床に良好な厚みをもたせる。
3. ×　黄体化ホルモン（LH）が分泌されると成熟卵胞から排卵が起こり、その跡地が黄体となりエストロゲンとプロゲステロンを分泌する。
4. ×　成熟卵胞は排卵後、黄体となり、受精が成立しなかった場合、白体となる。

Q 卵巣から分泌されるホルモンはどれか。**2つ選べ。**

1. エストロゲン
2. プロラクチン
3. プロゲステロン
4. 黄体化ホルモン〈LH〉
5. 卵胞刺激ホルモン〈FSH〉

（第99回午後79）

解答 1、3
解説
1. ○　卵巣の卵胞から分泌される。
2. ×　下垂体前葉より分泌される。
3. ○　卵巣の黄体より分泌される。
4. ×　下垂体前葉より分泌される。
5. ×　下垂体前葉より分泌される。

索引

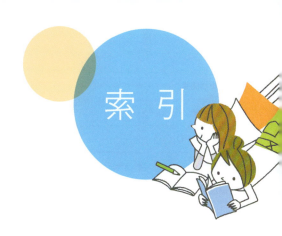

略語・欧文

Ⅰ音	24、28
Ⅱ音	24、28
Ⅲ音	24、28
Ⅳ音	24、28
CO₂ ナルコーシス	13
COPD	13
FSH	119、122、124
GnRH	119
hCG	120、126
LH	119、122、124
LH サージ	124
P 波	23、29
PaO₂	14
PCO₂	14
PO₂	14
PQ 時間	23
QRS 波	23、29
QT 時間	23
SaO₂	14
SpO₂	14
ST 部分	23
T 波	23、29
TCA サイクル	62
U 波	23

和文

あ

アシドーシス	14
アセチルコリン	87
アドレナリン	46、47
アポクリン汗腺	90
甘味	110
アミラーゼ	42
アランチウス管	33
アルブミン	65
鞍関節	72、76
暗順応	106
アンモニア	63

い

胃	39
―液	39
―相	39
―体部	39
―底腺	39
―底部	39
―の容量	39
―壁	39
位置覚	47
一次運動野	84
陰圧	10
陰核	118
陰茎	121
インスリン	42、44
咽頭	2、3、7
陰嚢	122

う

ウィリス動脈輪	32、84
右冠動脈	24、27
右脚	23、29
右心	26
―系	20、31
―室	22
―房	22
右房室弁	23
うま味	110
ウロビリノゲン	66
運動神経	85
運動麻痺	47

え

栄養血管	8、24
腋窩	74
エクリン汗腺	90
エストロゲン	119、124、126
―の働き	124
遠位尿細管	57
遠近調節のしくみ	92
嚥下反射	48、50
炎症の四徴候	112
延髄	50、83
塩味	110

お

横隔膜	2、4、10
黄体	123、125、126
―期	119
―形成（黄体化）ホルモン	119、124
―ホルモン	119
黄疸	66
嘔吐反射	50
横紋筋	7
オキシトシン	121、127
音	107
オルニチン回路	63
温熱刺激	94

か

外果	74
外呼吸	6
外耳	92、93
概日周期	99
外生殖器	118
回旋枝	27
回腸	40、51
外尿道括約筋	58
外膜	20、32
外肋間筋	4、10
カウパー腺	121
化学受容体	12
化学的消化	38
過換気	14
下気道	3、7
蝸牛	92、93、107
―神経	107
拡散	5、6
核心温度	96
拡張期	23
角膜	91、105
過呼吸	14
下肢	74
―骨	70
下垂体腺腫	105
ガス交換	4、5、6
―系	3
ガストリン	39
下腿三頭筋	78
下大静脈	22
下腿部	74
滑液	72
活動電位	82
滑膜	72
顆粒細胞	58
眼圧	91
感音性難聴	108
感覚	87
―受容器	89
―神経	85
―ニューロン	87
―ニューロンの伝導路	89

肝鎌状間膜 41
眼球 91、92、105
肝血流量 51
眼瞼 91
還元ヘモグロビン 14
寛骨 71
肝細胞 41
　─索 41
間質細胞刺激ホルモン 122、128
肝小葉 41
眼振 109
肝性脳症 66
関節 70、72、75、76
　─腔 72
　─軟骨 72
　─の種類 72
　─包 72
間接ビリルビン 65
汗腺 90
感染防御機構 3
肝臓 41、51、63、65
杆体細胞 106
冠動脈 24、27
　─の血流量 24
カントリー線 41
眼内圧 91
間脳 83
眼房水 105
顔面神経 48、93

き

気管 2、3、7、9
　─軟骨 3、7
　─平滑筋 3
気管（支）音 10
気管支 2、7
　─動脈 8
　─肺胞音 10
起座呼吸 11
基礎体温 119
気道 3、7
　─系 3
　─の加温作用 3
　─の浄化作用 3
機能血管 8
逆流性食道炎 50
嗅覚受容体 109
球関節 72、76
嗅細胞 109
求心性線維 87
急性痛 112
嗅中枢 109
橋 83
胸郭 4、8、70、71
胸管 25、32
胸筋間リンパ節 121
胸腔 2、4
　─内圧 4、10
胸骨 71、75
胸鎖乳突筋 49
胸式呼吸 11
胸神経 86

胸水 4
胸腺 25
胸椎 71、76
胸膜 4、8
　─腔 4
近位尿細管 57
筋性動脈 21
筋肉 70、73
筋ポンプ機能 32

く

区域気管支 3
空腸 40、51
空腹中枢 44
クエン酸回路 62
クモ膜 85
　─下腔 85
グリソン鞘 41
グルカゴン 42
グルクロン酸抱合 65
グレリン 45、46
グロビン 65

け

脛骨 75
頸神経 86
頸椎 71
血圧 29、30
　─の分類 30
血液 61
血管 20、32
　─壁 20
月経 125
　─期 119
　─周期 119
結腸 40
血糖 44
結膜 91
下痢 65
腱索 23
原始卵胞 118
原尿 58

こ

睾丸 121
交感神経 87、88、104
高血圧 29
後根 47
虹彩 106
後索路 87、89
高周波 107
喉頭 2、3、7
　─蓋 48
後頭葉 84
更年期障害 128
広背筋 76
硬膜 85
肛門管 40
呼吸 2、6
　─運動 4、10
　─音 10
　─が楽になる体位 12

　─筋群 4
　─細気管支 3
　─中枢 13
　─と体位 11
　─の異常 14
　─のしくみ 11
　─の調節 12
呼吸器 2
骨格 70
骨盤 70、71、75
鼓膜 107
コレシストキニン 39、46

さ

サーカディアンリズム 99
サーファクタント 4
細気管支 3、8
再吸収 58、64
臍静脈 33
臍動脈 33
細胞体 82
左回旋枝 24
左冠動脈 24
左脚 23、29
左心 26
　─系 20、31
　─室 22
　─房 22
左前下行枝 24
左房室弁 23
三角筋 76
三叉神経 48
三尖弁 22、23、27
　─領域 24
酸素解離曲線 14
酸素吸入の適応 14
酸素分圧 14
三半規管 92
酸味 110

し

視覚器 91、92
視覚中枢 105
視覚伝導路 105
子宮 118
糸球体 57、58、64
　─外メサンギウム細胞 58
子宮内膜 120
軸索 82
刺激伝導系 23、28、29
指骨 73
趾骨 73
四肢 74
視床下部 44、90
耳小骨 107
視神経 91
脂腺 90
シック・デイ 46
至適環境 61
自動能 23
シナプス 82
　─結合 82

車軸関節	72、76	
射精中枢	121	
尺骨	75	
射乳	121、127	
縦隔	22	
集合管	57	
収縮期	23	
十二指腸	40、51	
終末細気管支	3	
絨毛	40	
主気管支	3、9	
手根骨	73、75	
手掌	74	
樹状突起	82	
受精	120、123	
―卵	120	
手背	74	
循環器	20	
小陰唇	118	
消化管	38	
消化管壁	38	
消化器	38	
松果体	96、100	
上気道	3、7	
上行大動脈起始部	24	
上肢	74	
―骨	70	
硝子体	91、105	
上大静脈	22	
小腸	38、40、51	
―粘膜	40	
小脳	83	
漿膜	8	
静脈	20、21、30、32	
―角	25、33	
―管	33	
―血	31	
―弁	20、32	
小葉	120	
上腕	74	
―筋	77	
―三頭筋	77	
―二頭筋	77	
食道	39	
徐呼吸	14	
女性生殖器	118	
女性の第二次性徴	124	
女性ホルモン	119	
徐脈	29	
自律神経	85、87、104	
―系	88	
腎盂	57	
心音	24、28	
―の聴診部位	24	
心外膜	22	
心基部	22、24	
心筋層	22	
神経系	83	
神経線維	82	
心仕事量	30	
心室	26	
心周期	24	
腎小体	57
心尖部	22、24
心臓	22
―の位置	22
―の働き	26
―壁	22
腎臓	56、63
―の機能	57
靱帯	72
新陳代謝	95
心電図	23、29
―波形	23
―をみるポイント	29
心内膜	22
心嚢液	22
心嚢膜	22
心拍出量	30
心拍数	30
深部感覚	87
深部体温	96
心房	26
―音	24
腎門部	56

す

膵液	42、51
髄質	57
水晶体	91、105
膵臓	42
錐体外路	47
錐体細胞	106
錐体路	47
髄膜	85
睡眠サイクル	101
睡眠中枢	96

せ

精液	121
精管	121
精子	122、123
―形成ホルモン	122、128
性周期	119
性腺刺激ホルモン	119、124
―放出ホルモン	124
精巣	121、122
―下降	75
―上体	121
成長ホルモン	102
精嚢	121
生理的狭窄部	39
脊髄	47、83
―視床路	87、89
―神経	83、86
脊柱	70、71
セクレチン	39
舌	93、110
―苔	111
―乳頭	93
舌咽神経	48、93
舌下神経	48
赤血球	65
セットポイント	90

線維膜	72
前下行枝	27
前鋸筋	76
前脛骨筋	78
仙骨	71
前根	47
前大脳動脈	32
前庭	92
―神経	107、108
蠕動運動	49
前頭葉	84
腺房	120
線毛	3
腺葉	120
前立腺	121
―液	121
前腕	74

そ

増殖期	119
僧帽弁	22、23、27
―領域	24
足根骨	73、75
足底	74
側頭葉	84
足背	74
鼠径部	74
ソマトスタチン	42

た

体位ドレナージ	12
大陰唇	118
体温	96
―の分布	96
―調節中枢	90
体幹	74
大胸筋	76
胎児循環	33
代謝	41、51
体循環（大循環）	20、31
大静脈	31
体性感覚	87
―野	84
体性神経	85
大腿部	74
大腿四頭筋	77
大腿二頭筋	77
大腸	40
大殿筋	77
大動脈	21、22、31
―解離	32
―起始部	22
―弁	22、23、27
―弁領域	24
大脳	83
―基底核	83
―の機能	84
―皮質	84
―辺縁系	44
胎盤	126
楕円関節	72、76
ダグラス窩	118

133

脱水	66	
脱分極	23	
胆管	42	
単関節	75	
胆汁	41、42、51、65	
―酸	65	
男性生殖器	121	
弾性線維	21、32	
男性の第二次性徴	128	
男性ホルモン	122	
胆道	42	
胆嚢	42	

ち

チアノーゼ	14
知覚麻痺	48
蓄尿	58
腟	118
―前庭	118
緻密斑	58
着床	120、126
中耳	92、93
中手骨	73
中心溝	47
中心後回	47
中心前回	47
中枢化学受容体	13
中枢神経	83
中足骨	73
中大脳動脈	32
中脳	83
中膜	20、32
聴覚中枢	107
腸骨	71
聴診器	28
腸相	39
蝶番関節	72、76
腸腰筋	77
直接ビリルビン	65
直腸	40、59
―子宮窩	118

つ・て

椎骨動脈	32、84
低周波	107
デーデルライン桿菌	124
テストステロン	122、128
―の作用	122
伝音性難聴	108
殿部	74

と

頭蓋骨	70
橈骨	75
糖質コルチコイド	46、47
頭頂葉	84
糖尿病	44
洞(房)結節	23、28
動脈	21、31、32
―管	33
―血	31
―血酸素分圧	14

―血酸素飽和度	14
―弁	22、23、27
―弁(半月弁)閉鎖関連音	24
特殊感覚	87
特殊心筋細胞	23
トライツ靭帯	40
トリプシン	42

な

内果	74
内頸動脈	32、84
内呼吸	6
内耳	92、93
―神経	107
内生殖器	118
内臓感覚	87
内側毛帯路	87、89
内尿道括約筋	58
内膜	20、32
内肋間筋	4、10
軟膜	85

に

苦味	110
二酸化炭素	61、62
―分圧	14
乳化	42、65
乳汁	120、127
―分泌	121
乳腺	120
乳頭筋	23
乳房	120
入浴の効果	94
ニューロン	82
尿細管	57、64
尿素	63
―回路	63
尿道球腺	121
尿毒症	64
妊娠	119、120
―の成立	120

ね・の

熱産生	90
熱放散	90
ネフロン	57
脳	83
―幹	83
―神経	83、85、87
―神経の機能	86
―脊髄液	85
―底動脈	32
―の動脈	84
ノルアドレナリン	46、47、87
ノンレム睡眠	101、102

は

肺	2、4
―区域	4
―循環(小循環)	20、31
―静脈	22、31
―尖部	2

―底部	2
―動脈	22、31
―動脈弁	22、23、27
―動脈弁領域	24
―の弾性収縮力	4
―の容積	4
―門部	2
―葉	4、9
肺水腫	12
排尿	59
―中枢	59
―反射	59
排便	59
―中枢	59
―反射	59
肺胞	3、4、5
―管	3
―嚢	3
―音	10
排卵	124
―期	119
バウヒン弁	40
発痛物質	112
バルサルバ洞	24
パンクレオザイミン	46
半月弁	23

ひ

鼻腔	2、3
鼻甲介	3
腓骨	75
尾骨	71
―神経	86
皮質	57
尾状核	83
ヒス束	23、28
脾臓	65
鼻中隔	3
ヒト絨毛性ゴナドトロピン	120、126
皮膚	90
―の機能	90
表在感覚	87
表皮	90
ビリルビン	65
ピルのしくみ	125
頻呼吸	14
頻脈	29

ふ

ファーター乳頭	42
複関節	75
副睾丸	121
副交感神経	87、88、104
腹式呼吸	11
副神経	49
副腎皮質ホルモン	103
ブドウ糖	62
浮力	97
プルキンエ線維	23、29
プロゲステロン	119、124、125、126
―の働き	125
プロラクチン	121、127

分泌 58、64
―期 119
噴門 39

へ

平滑筋 7、32
閉経 127
平衡感覚 92、108
平面関節 72、76
ヘム 65
ヘモグロビン 65
扁桃体 83
ヘンレ係蹄 57

ほ

膀胱 58
―三角 58
傍糸球体細胞 58
傍糸球体装置 58
房室結節 23、28
房室束 23、28
房室弁 22、23、27
―閉鎖関連音 24
房水 91
僧帽筋 49
ボウマン嚢 57
ボタロー管 33
勃起 121
―中枢 121
骨 70
―の機能 70
ホメオスタシス 87
ポンプ作用 23
末梢化学受容体 13
末梢血管抵抗 30
末梢神経 83、85

ま・み

慢性痛 112
慢性閉塞性肺疾患 13
満腹中枢 44

味覚 93
右リンパ本幹 25、32
ミトコンドリア 6、62
耳 92、93、107
脈管系 38
脈拍 29
脈絡叢 85
味蕾 93、110

め

明順応 106
迷走神経 7、48、49
メニエール病 109
めまい 109
メラトニン 96、100

も

毛細血管 20、21
盲腸 40
網膜 91、92、105
門脈 41、51

や・ゆ

夜盲症 106
幽門 39
―前庭部 39
輸出細動脈 58
輸入細動脈 58

よ

陽圧 10
葉気管支 3、9
腰神経 86
腰椎 71
予備力 30

ら

卵円孔 33
卵管 118
―膨大部 123
ランゲルハンス島 42

卵子 120、123
卵巣 118
―周期 119
―膿腫 123
卵胞期 119
卵胞刺激ホルモン 119、124
卵胞ホルモン 119

り

リパーゼ 42
両耳側半盲 106
リンパ管 25、33
リンパ系 25、32
リンパ節 25、33
リンパの役割 32

る・れ

涙器 91
類洞 41
レニン 58
レニン―アンジオテンシン―
アルドステロン系 58、67
レプチン 45
レム睡眠 101
レンズ核 83

ろ

老人性縮瞳 106
老人性難聴 108
濾過 58、64
肋骨 71
ロッターリンパ節 121
ロドプシン 106

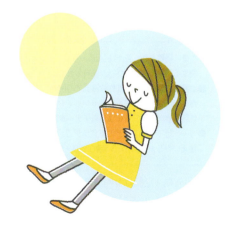

著者
小寺豊彦 Toyohiko Kodera
看護師

北里大学看護学部卒業。臨床経験11年の後、教員として6年勤務。講義好きが高じて予備校の講師として10年、現在はフリーランスとして全国で楽しい講義を展開中。

プチナースBOOKS
楽しく学ぶ！看護につながる解剖生理 改訂版

2013年9月15日 第1版第1刷発行	著　者	小寺　豊彦
2015年3月25日 第1版第4刷発行	発行者	有賀　洋文
2016年4月2日 第2版第1刷発行	発行所	株式会社　照林社
2024年6月10日 第2版第9刷発行		〒112-0002
		東京都文京区小石川2丁目3－23
		電話　03-3815-4921（編集）
		03-5689-7377（営業）
		https://www.shorinsha.co.jp/
	印刷所	大日本印刷株式会社

- 本書に掲載された著作物（記事・写真・イラスト等）の翻訳・複写・転載・データベースへの取り込み、および送信に関する許諾権は、照林社が保有します。
- 本書の無断複写は、著作権法上での例外を除き禁じられています。本書を複写される場合は、事前に許諾を受けてください。また、本書をスキャンしてPDF化するなどの電子化は、私的使用に限り著作権法上認められていますが、代行業者等の第三者による電子データ化および書籍化は、いかなる場合も認められていません。
- 万一、落丁・乱丁などの不良品がございましたら、「制作部」あてにお送りください。送料小社負担にて良品とお取り替えいたします（制作部 ☎0120-87-1174）。

検印省略（定価はカバーに表示してあります）
ISBN978-4-7965-2377-6
©Toyohiko Kodera/2016/Printed in Japan